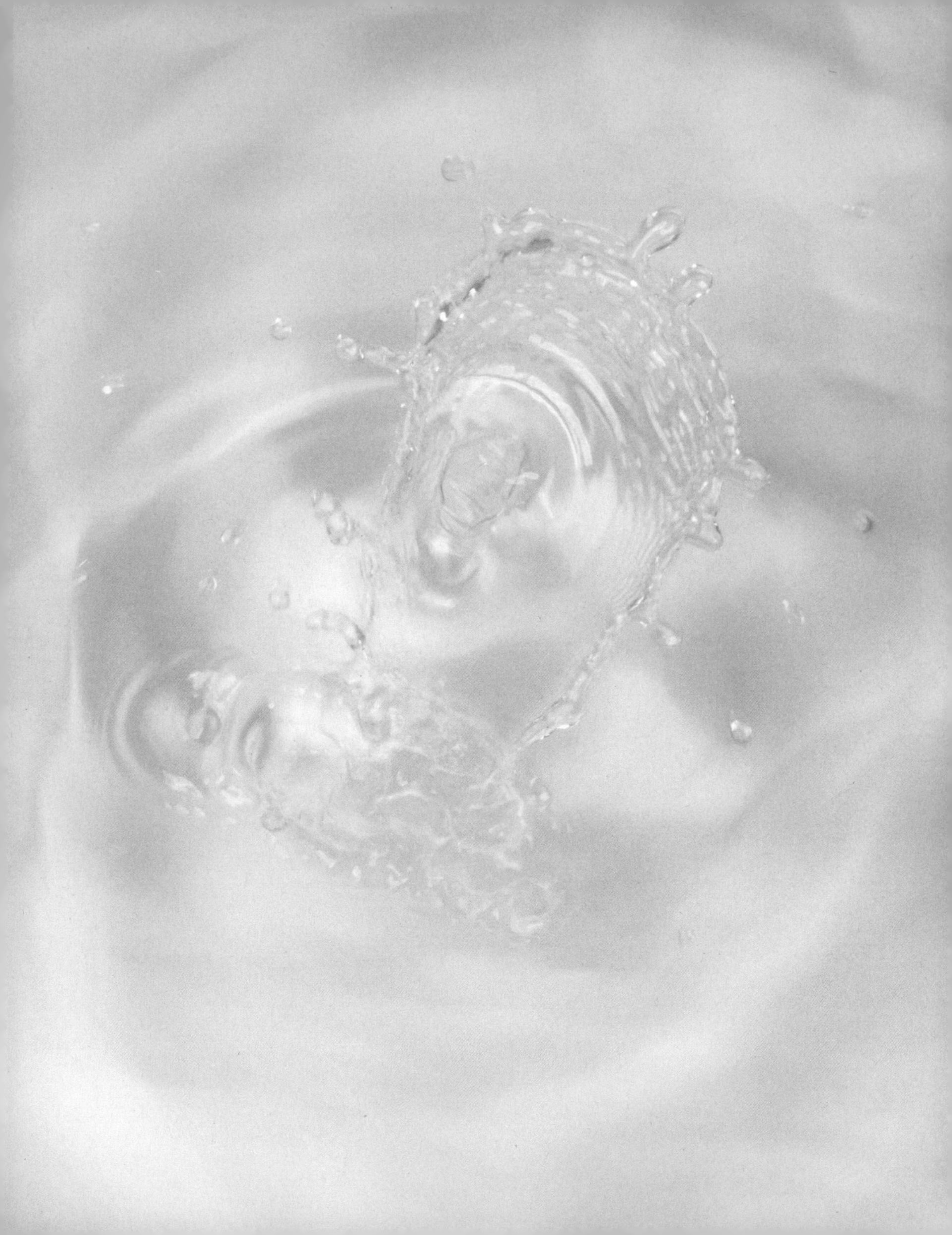

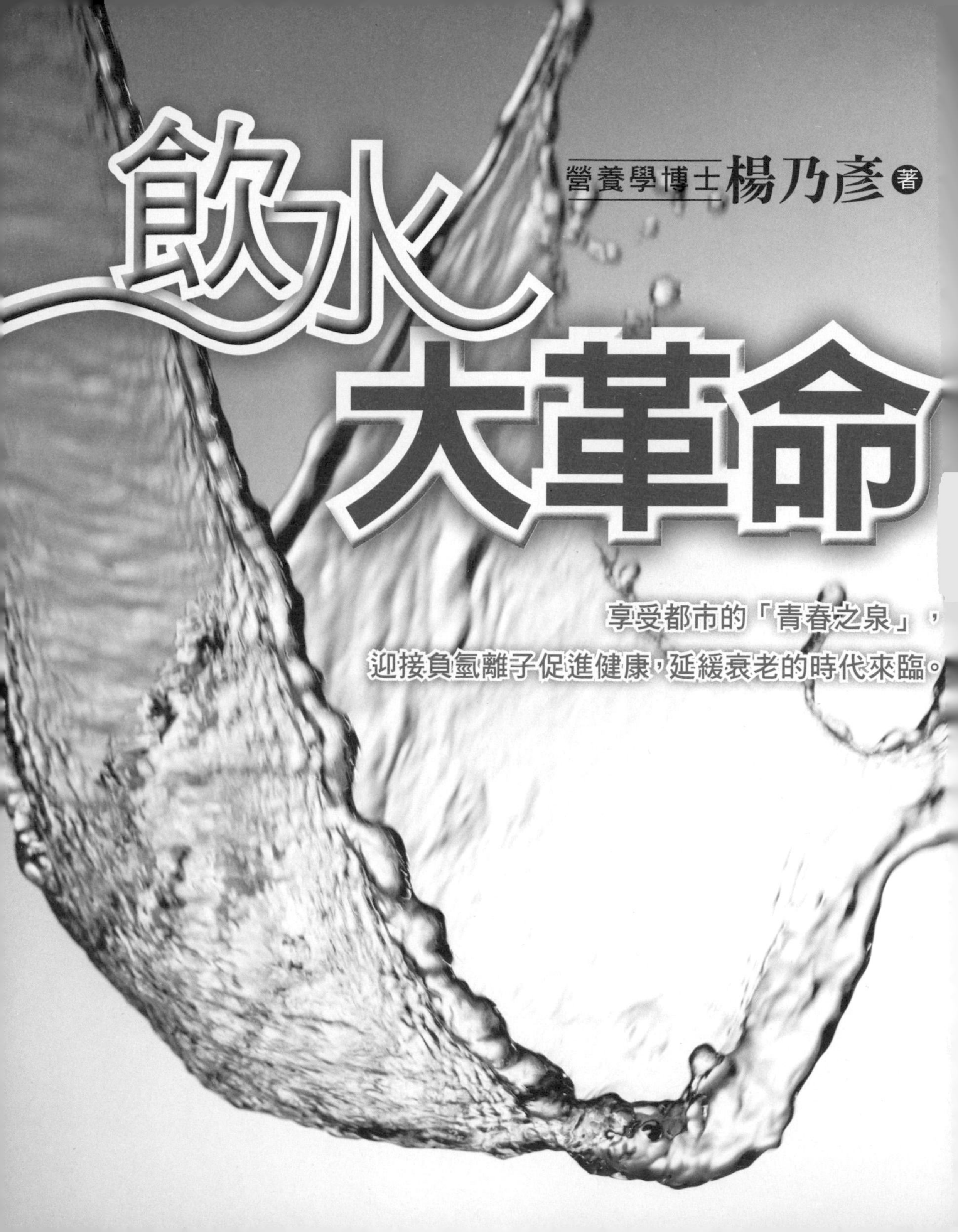

飲水大革命

營養學博士 楊乃彥 著

享受都市的「青春之泉」，

迎接負氫離子促進健康，延緩衰老的時代來臨。

推薦序

氫的時代

世界各地的氣候持續異常，根據科學家的研究，其原因是因為地球暖化造成海洋的溫度上升。這也是因為大量使用石油、天然瓦斯等礦物燃料時所產生的二氧化碳造成地球環境急速惡化的結果。慮及埋藏量的限制與礦物燃料的枯竭，取而代之的「無公害」能量「氫」，已受到全世界的矚目。

然而，在一年前的一次機會裡，經美國加州「環球銀行（UNIVERSAL BANK）」總裁張俊雄先生的介紹，很榮幸的認識了被日本人喻為有「負氫離子之父」之稱的美國天才科學家Dr. Patrick Flanagan，在與其交談中瞭解到「氫」不只在工業上能取代次世代無公害能源的燃料電池，還能在人體內「負氫離子化」，對人類的生命與健康是不可或缺的。

因為構成人體的元素有百分之六十三是氫，所以對人類生命的根源自然有很深的影響。氫是宇宙中已知之最小的元素，所有生物都必須利用氫來維持生命。氫是生命、死亡及老化的關鍵，沒有氫離子，地球上就不會有生命。氫離子是人體的關鍵燃料及能量來源。帶負電的氫離子（負氫離子）可以決定人體每一個細胞的整體健康狀況。Dr. Patrick Flanagan又更進一步表示，氧對身體可說是最重要的要素，人類沒有氧就無法存活，但氧在體內生成活性氧（自由基），會破壞細胞或腺粒體的DNA、促進老化、引起癌症等重大疾病。在食品中添加的防腐劑或保存劑等化學物質，還有香菸、水質污染、空氣污染等都是活性氧（自由基）的根源，特別是壓力尤其可怕。活性氧（自由基）會在身體中亂竄，從細胞奪取電子而氧化，造成提早老化而產生癌症等其他慢性病，而這些卻都可以用「氫」來中和去除。果真如此，「氫時代」即將來臨！氫不僅能解決能源、環境、公害等問題，氫更將給人類帶來次世代的「健康生命」！

從楊乃彥博士的著作中可瞭解，Dr. Patrick Flanagan偉大的發現讓科學界大為驚奇，他的發現成就是礦物質在水中的結構提供了「冰河之乳」獨特的水合作用及賦予生命的性質，而不只是單純水中存在有礦物質而已。為了複製「冰河之乳」中所含有的有益元素，Dr. Patrick Flanagan研發出一種叫「氫化矽膠粉末（Silica Hydride Powder）」的礦物質，這種礦物質粉末可以使氫離子長期穩定的附著在其上面，當被飲用進入體內與水接觸後，負氫離子（H^-）會在體內穩定長時間的釋放出來，此種礦物質粉末在日本被稱之為「固體負氫離子」。Dr. Patrick Flanagan所研發的固體負氫離子，只要用水就可將好幾百萬個帶負電的氫離子（H^-）運送到人體的細胞內。如此偉大的發明，深受日本醫學界的矚目及科學家們的讚嘆，並且群起仿效研究，惟經過多年的研發複製，至今日本仍無人能出其右，這也正是其被尊稱為「負氫離子之父」之原因。

在急速邁入少子化高齡化社會的台灣，高齡者大部分都受到與活性氧（自由基）有關之糖尿病、腎臟病、風濕、攝護腺腫大、心血管疾病、癌症等慢性病所苦；國家也因為醫療健保負擔的增加，財政面臨窘迫困境之局面。在此很感佩營養學專家楊乃彥博士能透過他的大作將Dr. Patrick Flanagan偉大的發明介紹給國人。當然，我們也期待此種深受國外自然醫學領域的專家學者們所重視的「次世代機能保健食品」能被引進，那將是國家醫療健保赤字負擔及長期深受慢性疾病所苦的高齡者們的一大福音。

國立雲林科技大學科技法律研究所所長

張國華 博士

自序

重現「青春之泉」——祛病延年的祕訣

感謝上蒼，又助我完成了一本令自己滿意的書。整個寫作過程如有天助，在繁忙的公務之餘，五週的時間一氣呵成完成本書；寫完之後如釋重負，如同完成了一項使命。

本書是我多年來推展養生保健的結晶，師法自然天道的成果，意欲傳播善的知識。祝福與加持天下追求健康之士，能心想事成，享受真正身心靈健康的喜悅。

朋友常問我：「你這麼忙，哪有時間寫書？」其實，應該歸功於祈禱的力量和使命感。從小體弱多病，如今早已活過一甲子，卻像倒吃甘蔗般，越能體會生命的甘甜；心中充滿感恩，感謝上蒼的

THE AGE OF H⁻

垂憐，也感謝在生命成長過程中眾多的貴人扶持，願以餘命報效上天和回饋眾生。

願上天賜給我智慧，能領悟眾生的悲苦和解救之道；願上天賜給我能力，能夠替天行道，傳播善知識，幫助有緣人；願上天賜給我力量，為上天的博愛、大慈大悲作見證；也願眾生懂得珍惜生命、敬天愛人、眾生平等。

人體是小宇宙，小宇宙和大宇宙溝通管道的一部分就是心念和禱告，只要起心動念善良，善體天意，就會得到上天的祝福和加持。

本書可說是之前出版的《正確喝出好水的能量》一書的續集，分別討論世界長壽村「青春之泉」生命活水的理論、標準和實務。

為什麼要談水？因為水是生命之源，身體的主要成分，而且改善健康水最快。為什麼討論氫與健康？因為氫是宇宙和人體的最重要元素，卻常被世人忽視，補氫就是補充生命的基礎以及生命力。

現代人飲食混亂，自以為吃得很好、很飽，卻未能滿足人體簡單、基本的需要，以致造成人體失衡，病痛纏身。簡而易行的健康之道，就是補充身體的缺乏，使身體得以回歸有序化。「補氫」就是基於此一考量。

為了揭開「青春之泉」的奧祕，發現了生命膠質——氫化矽膠，這是兩位傳奇科學家——康達博士和弗拉肯博士，經過兩代五十年的努力，送給世人最珍貴的禮物。

「青春之泉」果然名不虛傳，其中帶負電荷的氫化矽膠有多方面的保健功能，可使水呈負的氧化還原電位，降低水的表面張力，增加滲透力和附著力，水的分子團變小，以及呈鹼性等保健特質，適度增加細胞含水量。

在人體生理功能方面，負氫離子乃最優秀的抗氧化劑。其還原自由基的能力超強，又能提供細胞粒腺體電子製造「能量現鈔」（ATP），帶動體內能量代謝，使身體少贅肉、長精神，並且預防過量自由基對身體的傷害及病痛。

人體細胞如同電池，也有定期充電的需要，而負氫離子能夠適時提供電子，助長生命電場和磁場，加強生命力，使精氣神充沛，不易倦怠，進而提升健康品質。

在現代大都會中能夠享用複製的「青春之泉」，是何等的福分！祝福大家像長壽村民一樣，老得慢而病痛少，達到壽而康的老當益壯境界，不只延年益壽，更增進「健康年齡」，這正是本書推廣的理念。感謝您的閱讀。

美國華盛頓州立大學營養學 **楊乃彥** 博士

前言

再造青春活力的奇蹟

世界各大洲都有長壽村，這些長壽村大都地處交通不便的偏遠之鄉，例如：巴基斯坦的罕薩（Hunzaland），中南美美洲厄瓜多的卡班巴城（Villa Cabambas），外高加索的哥沙克斯（Georgievsk），中國的香格里拉、廣西的巴馬等地。長壽村的醫療並不發達，缺乏現代化的醫院。其共同特色為環境優美、生活簡單，多以粗糙素食為主。雖然食物未必相同，但有一個共同點，就是長壽村都有優質好水。

為了找出健康好水的標準，在《正確喝出好水的能量》一書中，筆者特別引用世界長壽村好水的十項條件（見23頁），作為改善都市飲用水的水質參考。該書出版後引起熱烈迴響與討論，讀者和企業界都希望筆者提出具體可行的方法，來改善飲水的品質，於是，這些殷切的期待催生了本書。

好水——健康的動力

現代人喜歡生活在大都會中，享受各種方便和物質生活，可是環境的污染成了都市中人的共業。然而，大城市的空氣與水質雖然都不理想，但並非絕望到無法改善的地步。

現代人每天必須飲用二至三公升的水，以補充身體的基本需要。每日的飲食中也以水分為主，約十八天的時間，體內的水分就可能換新，因此提出「改善健康水最快」的主張。

無論是滋養還是排毒，體內數十兆的細胞都不斷地需要好水來維護健康；良質好水的重要成分，甚至是改善健康的動力。

長壽村的好水被世人美譽為「青春之泉」，相信能夠長期飲用「青春之泉」就會維持年輕、延緩老化。而經過兩位偉大科學家康達博士和弗拉肯博士五十年的研究，終於揭開了「青春之泉」的祕密。

天下名泉之水皆非純水，都有其良好水分子結構，溶於其中的某些膠質、礦物質、氣體等常造成水的特殊功能。長壽村的水也常被稱為「冰河之乳」（Glacial milk），就是因為水中含有膠狀的矽酸鹽，為帶負電荷的矽礦石所形成的膠質微粒子，使水的外觀有些混濁。這類水所包含的礦物質和微量元素，以及傾向還原的低氧化還原電位等特性，都是構成「青春之泉」優質功能的重要因素。弗拉肯博士和世界知名科學家努力研究這些青春之泉中的重要成分，探討其在祛病延年功能中所扮演的角色，經過十年的辛勞，已獲得具體成果。

「健康年齡」比「壽命」更重要

追求健康長壽一直是全人類的共同願望，「健康年齡」比「壽命」更重要，因為長壽的人必須有健康的生活品質，生活可以自理，不會成為家庭與社會的長期負擔，延長壽命才有實質意義。

如何定義「健康年齡」？即一個人的身體基本功能——吃、喝、拉、撒、睡及活動等都能自主，身心靈都處在正常狀態。養生保健的目的，就在於調節身體的體質，維護身體五臟六腑的功能在大致平衡的範圍。如果能夠長期保持在平衡正常狀況，就有延年益壽的功效。人活著，就應該活得有尊嚴，享受生活的樂趣。

沒有實質的健康和尊嚴，僅只是壽命數字的增加，如重症病人或植物人，即使壽命很長，也不令人羨慕。日常養生保健的意義，就是為了延長生命中年輕健康的歲月，得以享受生命的喜悅與尊嚴。

每個人都能飲用「青春之泉」

多飲好水是最簡單易行的養生之道，對「青春之泉」的研究有益於大都會水質的改善；根據康達博士和弗拉肯博士的長期研發，在現代大都市中複製「青春之泉」已可以實現。在地球的任何地方，只要願意接受本書所提供的資訊，都能夠在家裡複製「青春之泉」，顯著改善飲用水的品質，保障全家人的健康。

「青春之泉」或「冰河之乳」類似的優質飲用水都可能出現在餐桌上，師法大自然的恩典加上科技的研究，終於實現了任何人都可飲用「青春之泉」的美夢，這不僅是飲用水的革命，也是健康的革命。

都市中的水離理想的養生用水源有很大的差距，一般自來水處理過程注重淨化，將水源地的水淨化為無毒、無臭、無色之水，卻無法關注水中的氧化還原電位、微量元素含量、表面張力、水分子團大小等養生用水必備的要件。

台灣地區以台北縣翡翠水庫的水品質較佳，但其氧化還原電位仍高達＋500mV，遠高於＋100至－100mV的好水標準。如今只要利用弗拉肯博士研發的方法，即可以立即把都市自來水品質提升至「青春之泉」、「冰河之乳」的層級，符合養生用水的條件。

這實在是注重養生保健人士的一大福音，如能以感恩、快樂的心情喝水，加持了水的健康信息，對我們的身體和細胞更是一大祝福！

Contents
目錄

Contents
目錄

Part 2 延年益壽與抗過氧化

Part 3 生命的奇蹟——氫

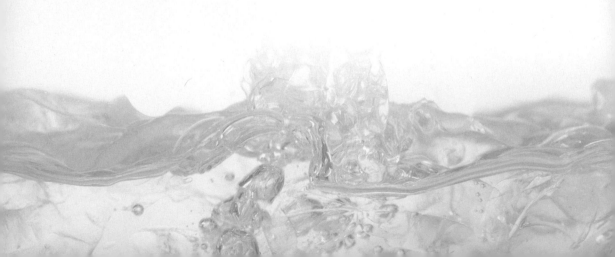

Contents
目錄

Part 4 氫・健康・疾病

Part 5 重現「青春之泉」不是夢

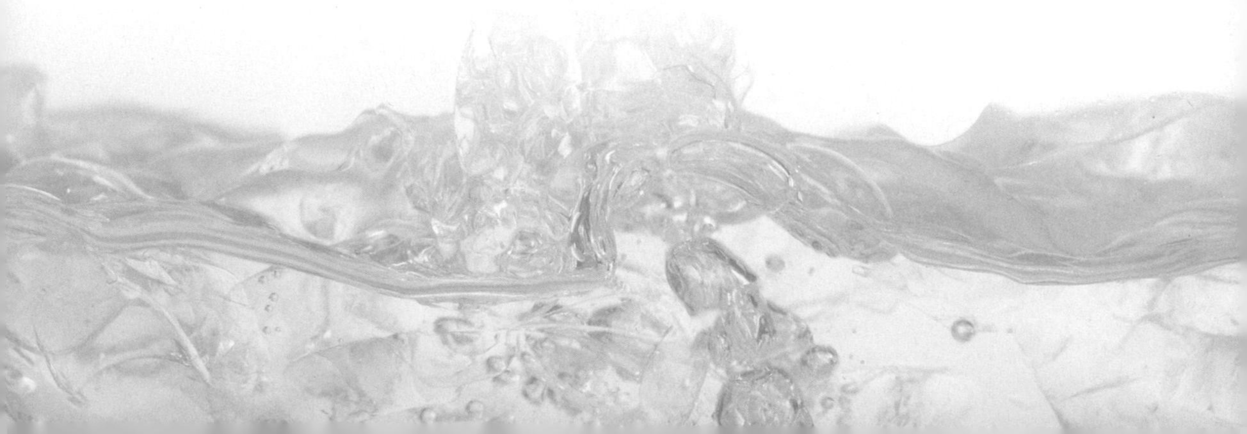

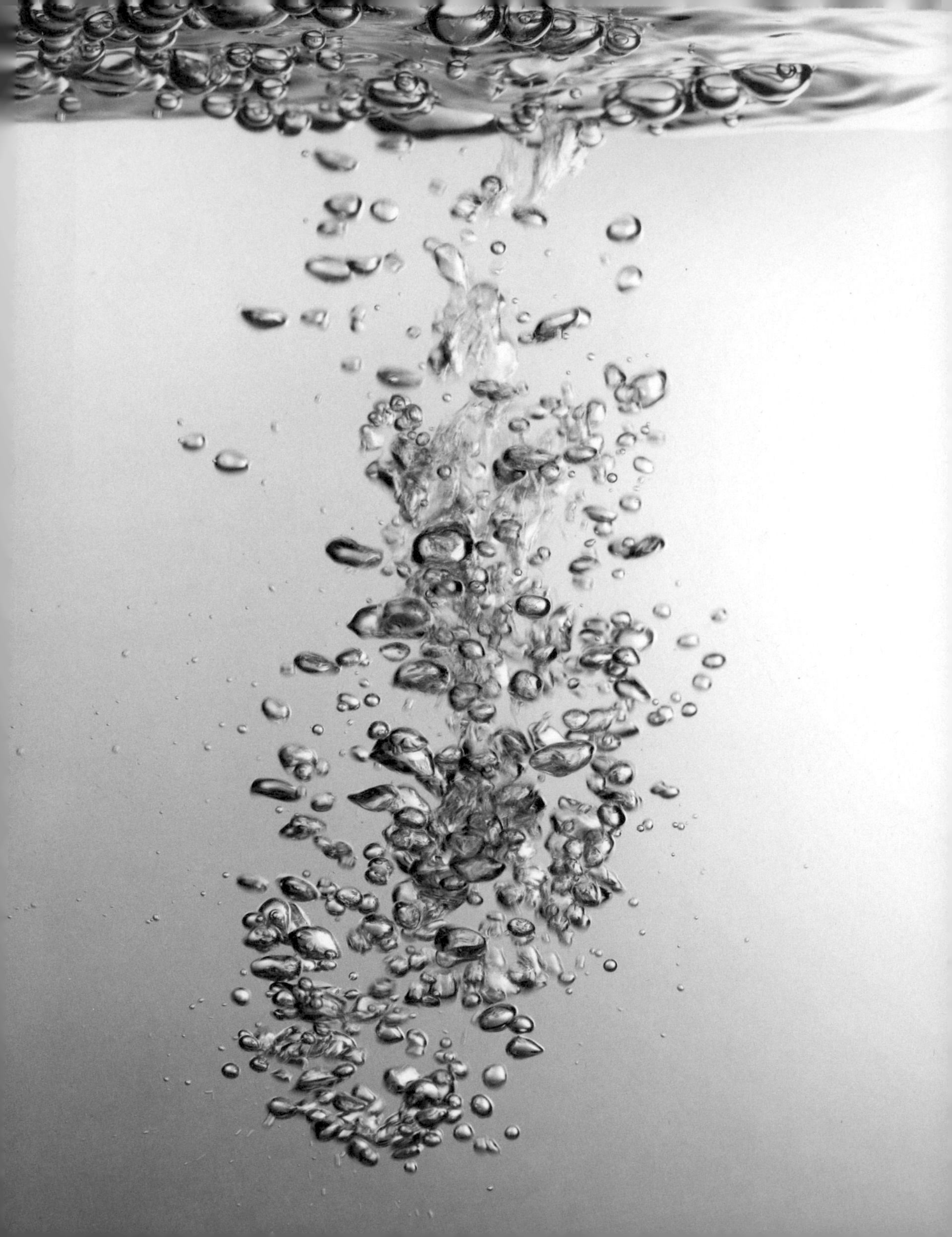

Part 1

長壽村的祕密——青春之泉

傳說中的香格里拉（Shangrilla）是快樂、長壽的人間仙境，成為承受各種壓力和病痛的現代人幻想追求的世外桃源。接近自然、遠離疾病；遠離自然、接近疾病。現代人千辛萬苦努力打造的大都市，雖然豪華、方便、舒適，但住在都市叢林之中，缺乏生命力和大自然的磁場，於是各類的文明慢性病盛行，成為健康的最大威脅。

人類追求功利，破壞了大自然，創造了前所未有的科技文明，都市的每條街都塞滿了車輛，製造的廢氣污染了空氣，排出的廢水污染了水源，每個人幾乎都待在有空調的屋內，很少接觸陽光。生命三要素——陽光、空氣、水，在現代人的生活中都出現了問題。

農業工業化，更污染了人類賴以生存的食物、飲水和土壤。昂貴的醫療延長了平均壽命，卻無法確保健康的生活品質。在不久的將來，少子化的現代社會將無法負擔眾多的病態老人。先知先覺者早已呼籲人類必須回歸自然、尊重大自然，過自然、自在的生活。

而有關長壽村的研究，對受困的現代人來說，猶如暮鼓晨鐘，喚醒了迷失的靈魂。長壽村地處偏遠，沒有大醫院，生活簡單且自然，卻能享受真正的健康長壽，老年人還能生活得猶如年輕人，活動自如、知足常樂，令病痛纏身的現代都會老人羨慕不已。

於是，很多教導現代人師法長壽村生活的書出版了，可是在現代文明都會中想生活得像長壽村人一樣，並不容易。現代人無法放棄舒適的都市生活，每天在大自然中勞動；長壽村人原味、簡單的飲食，也不可能被大多數的現代人接受。當然，觀念的改變很重要，學會知足、感恩對現在人更是重要，但在鼓勵以消費刺激生產，永遠保持經濟成長的現代社會，是行不通的。

有關長壽村的眾多研究中，最簡單易行的就是「青春之泉」。長壽村的水質良好，被稱為「青春之泉」或「冰河之乳」，經過近百年的研究，「青春之泉」的優點已經被發現，而且可以在大都市中複製。

希望現代人放棄都市生活是不可能的，但生活在都市中人如能每天飲用二至三公升的優質好水——青春之泉，對現代人健康的維護和改善，都將產生實質的影響，而且是簡單易行的。

青春之泉，冰河之乳

長壽村的人為何能活得健康又長壽？近百年來，科學家們努力試圖揭開祕密，作為抗衰老的重要參考資訊。

長壽村人的生活習慣和許多住在偏遠農村的人類似，生活簡樸，環境污染較少，飲食趨向自然、粗糙、當令。可是，現代農村的人平均壽命低於都市中人，更無法和長壽村人相比。

經過長期檢驗長壽村的生活內容，逐項探討的結果，把重點放在了優質的飲用水。因為，五大洲都有長壽村，其飲食習慣、生活內容、宗教信仰未盡相同，可是都有優質的飲用水。

身體的組成，水就占了百分之六十至七十，可見飲用好水對細胞和身體組織的重要。

「改善健康水最快」、「水是最重要的營養素」、「感覺不舒服時先喝一杯水」，都是很有意義的養生保健常識。

注重能量的人，更會希望好水帶有良質的微波動能量和信息。

水的祕密

優質好水的條件

優質好水應具備的條件至少十項：

1.不含任何毒素和污染物質。

2.無病毒、病菌、異味，口感佳。

3.為小分子團的水。

4.酸鹼值為微鹼性。

5.水中鈣、鎂離子濃度約為50～150ppm。

6.含有適量的各種微量元素。

7.水中的溶氧量高於7ppm。

8.表面張力較低，低於70dyne（達因）。

9.氧化還原電位在＋100～－100mV之間，或更傾向還原電位。

10.水的冰結晶為六角形。

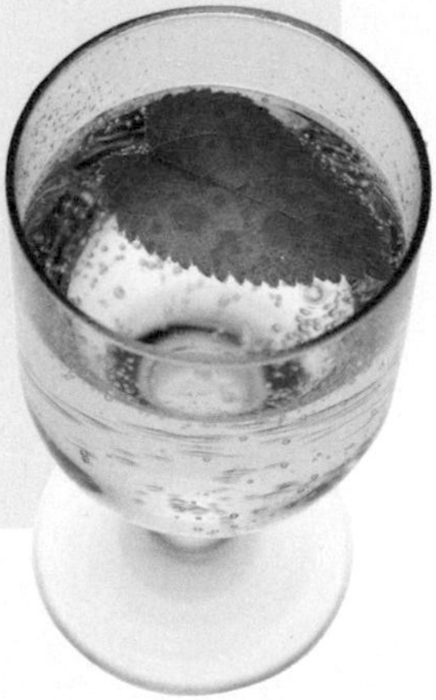

具備以上條件的好水，才是符合養生的水，一般的家用自來水，是不可能達到這樣的標準，因為人類長期把家庭廢水和工業、農業污水都往河裡倒，水源已遭到了污染。自來水廠只能盡力去除污染物質，潔淨水質已屬不易，要製造養生好水，必須在家庭用水方面多下功夫，才能還原自來水成為未被人類污染前的自然好水——類似長壽村的優質好水。

現代人的高科技，如逆滲透膜或多次蒸餾等方法，企圖純化水，這一類的純水只適合工業或實驗室用，並不適合有生命的生物飲用，因為純水不可能孕育、滋養生命。如果不相信，可以試試以純水來養魚，觀察養在純水中的魚類是否能夠存活。

罕薩水的啟示

世界長壽之鄉的水，以罕薩地區的水被研究得最為透徹，已可在都會區複製，實為注重養生者的一大福音。罕薩地處群山溪谷之中，雖屬巴基斯坦管轄，卻鄰近尼泊爾的喜馬拉雅山麓。當地水的源頭來自冰山雪水，經滲透入地下水庫，再經過層層礦石和化石的過濾，再從地表湧現。

罕薩水與眾不同之處，在於富有帶電荷的膠狀礦物質，因此水質混濁，被稱為「冰河之乳」。當地人相信常喝「冰河之乳」，得以健康長壽，因此又被西方人稱為「青春之泉」，視為延年益壽的養生聖水。

健康人體內的水就是含有膠質且呈液晶狀態的活水，血液和胎盤中的羊水就是如此呈現。

水中的負電荷膠質會降低水的氧化還原電位，趨向還原的負值，在體內可中和過氧化物和自由基，可解身體代謝之毒。帶負電荷的膠質因同性相斥而相互排斥，於是維持在水中的懸濁狀態，並在水中形成電場和磁場。此類膠質可吸引水分形成液晶，成為具活性的身體水。膠質在水中會降低水的表面張力，增加水的吸附力、滲透力以及溶解力，礦物質膠質使水的酸鹼度呈現微鹼性。水中的微量元素也是生命所必需的，對人體酵素致活、骨骼和牙齒的密度都很重要。

罕薩水中所懸浮的負電荷膠質非常微小，所帶負電荷只有四十毫伏特，但一杯罕薩水中卻有數百萬個這類的膠質粒子，所含的總電荷就有數十萬伏特之多，可見其影響力之大。

罕薩水的特性、生理功能和對健康的益處，以及如何複製，都將在後續的章節中詳述。

對罕薩水的瞭解、利用和複製成功，我們必須向兩位大科學家康達博士和弗拉肯博士致敬。

談到「青春之泉」的研究和複製，必須介紹兩位富有傳奇性的偉大科學家康達博士（Dr. Coanda）與弗拉肯（Dr. Flanagan）。

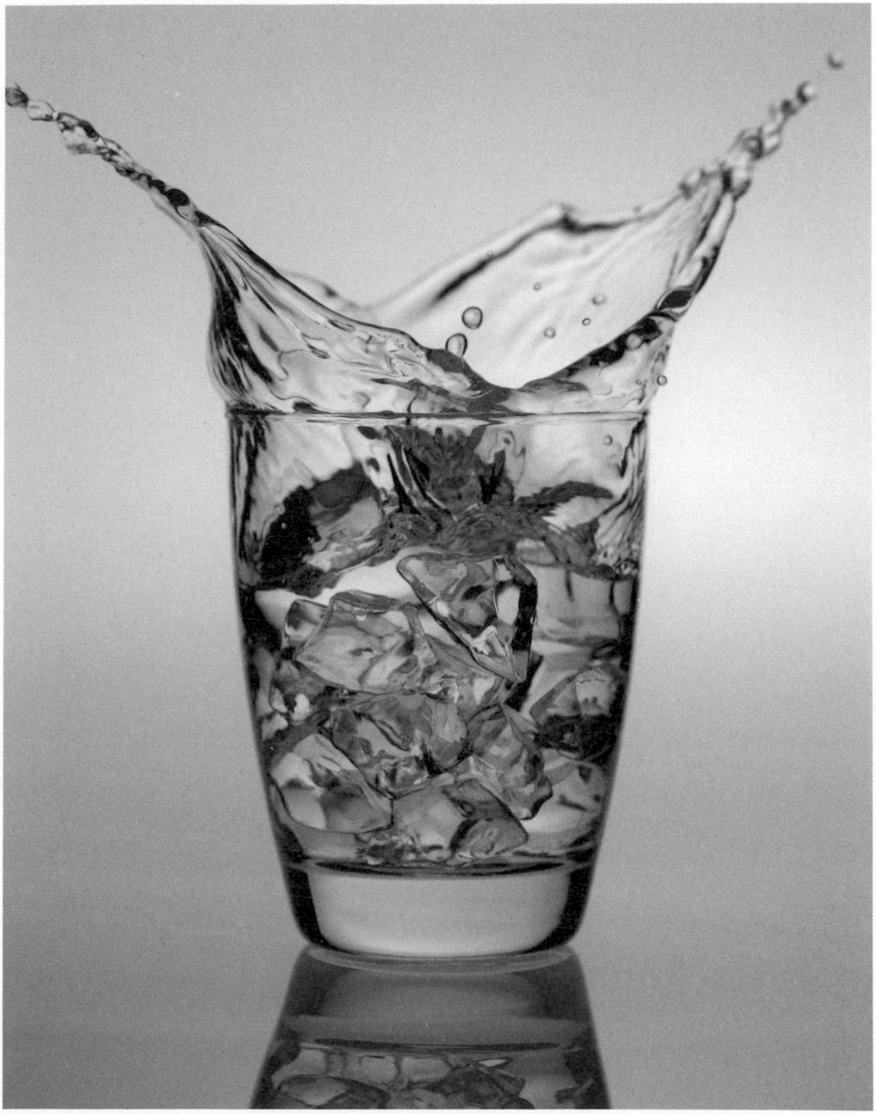

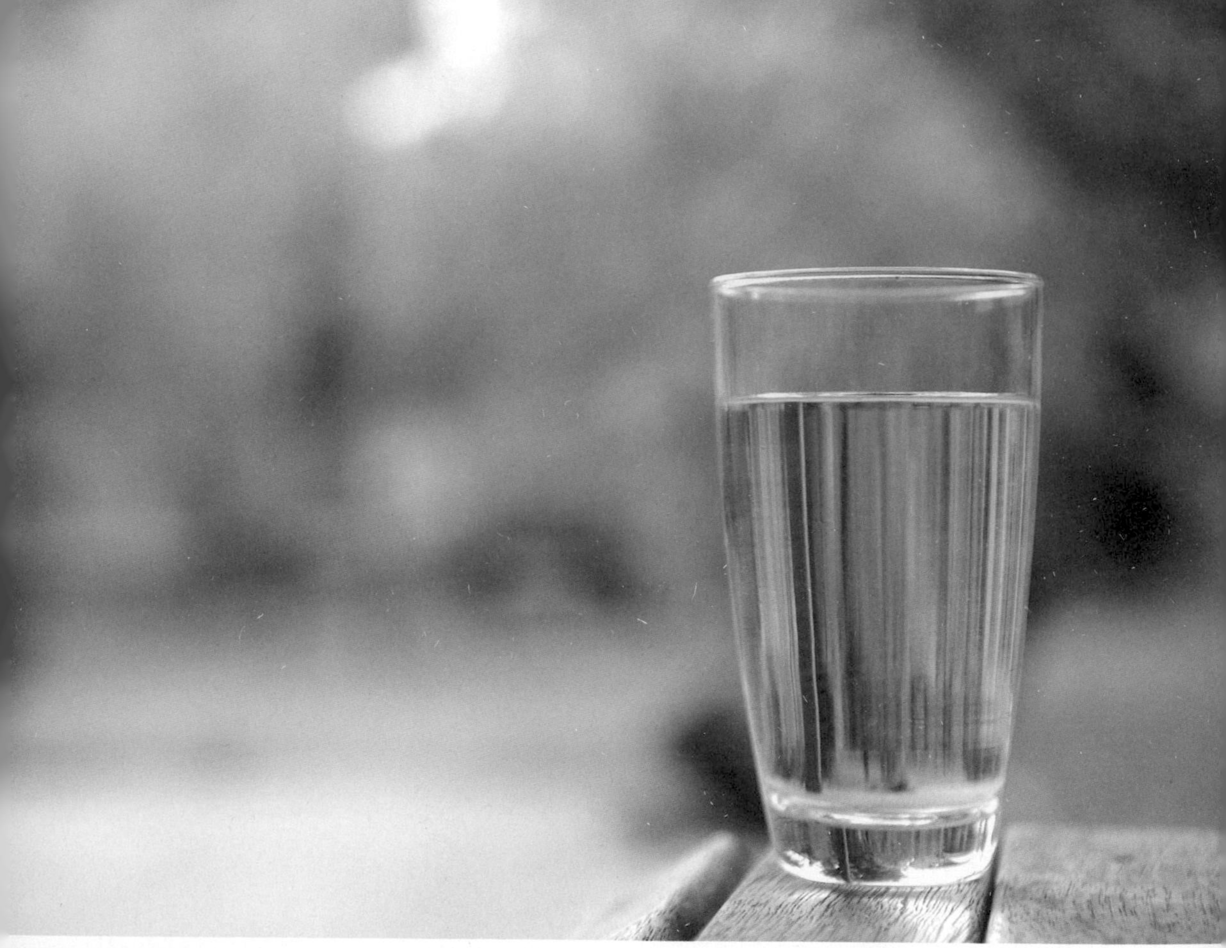

THE AGE OF H⁻

Part 1

兩位傳奇人物——康達與弗拉肯

流體力學之父——康達博士

祖籍羅馬尼的康達博士由於對流體力學（fluid dynamics）的卓越貢獻，而被尊稱為「流體力學之父」，更因為他擁有六百多項的發明專利，也被美譽為歷史上最偉大的科學家之一。

康達博士是羅馬尼亞的國家英雄，是真正集智慧、健康和長壽於一身的傳奇人物，畢生從事尖端科技研究，近九十歲時仍然擔任羅馬尼亞科學研究院的總裁。科學研究成果豐碩，如發現飛機起飛的氣體流動現象，此發現就被命名為「康達效應」。後來又延伸此一效應而研發了流體增幅器、流體電腦、水雷以及康達噴嘴等設施。康達博士也是「人造雪」的發明人，數年多前曾有機關團體在

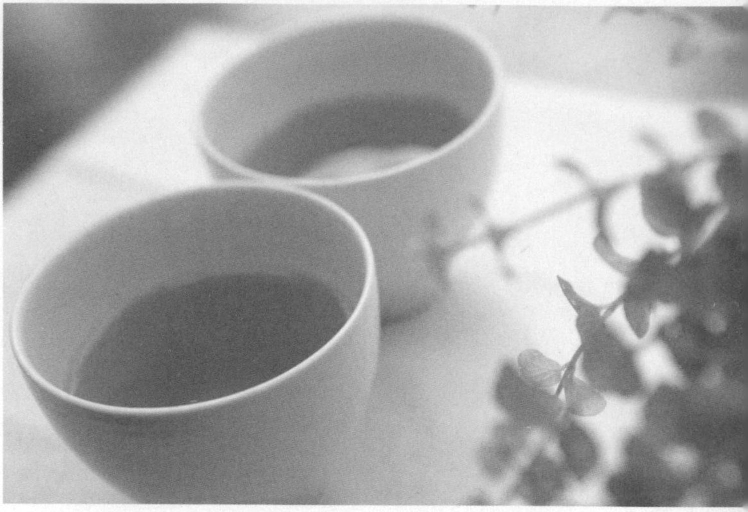

台北市的中正紀念堂，於八月盛暑之際製造北歐冬季滑雪場景，就是利用「康達噴嘴」設備將水注入氣流中，利用流體流動和壓力產生快速變化，而產生了雪花和冰結晶。

康達博士的著名研究之一，就是長壽村的「青春之泉」，在當年交通不便的年代，康達博士曾經親自至荒遠罕薩採取水的樣本，研究「青春之泉」長壽的奧祕。但這項研究未能在他的有生之年完成，而將這項未完成的任務交付給了當年才十七歲的天才青年科學家弗拉肯。弗拉肯果然不負所託，完成了此一重要任務。

天才科學家——弗拉肯博士

弗拉肯的研究專長包含奈米技術、醫藥及生物科學，擁有三百多項的發明專利。十二歲時就發明了導向飛彈和原子彈探測器；十四歲時開發了有助耳聾者聽覺的腦聽器（Neurophone）；十七歲時獲美國國防部聘為智囊團成員，之後又獲聘為美國太空中心（NASA）、中央情報局（CIA）、國家安全局（NSA）顧問；十八歲時被美國《生活雜誌》（Life）提名為十大最具潛力的科學家，真是英雄出少年。

弗拉肯具有多方面的才華，也是傑出的體操運動員，每天做三百次伏地挺身，還擁有私人飛機駕駛執照。十三歲已在自家閣樓上設立電子實驗室，幫人修理電腦賺錢。

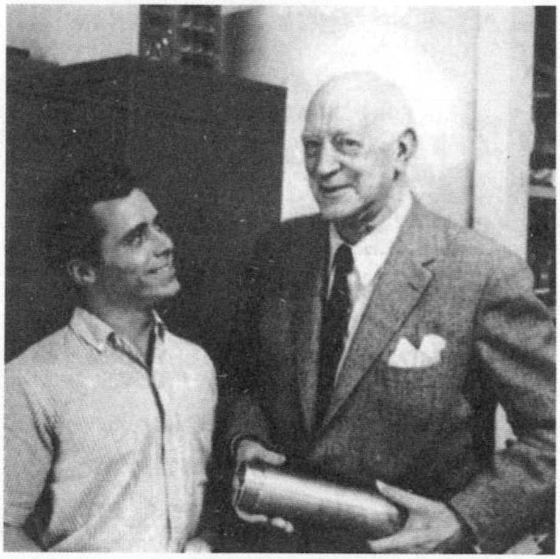

康達博士與十七歲時的弗拉肯博士的合影。

弗拉肯十七歲時，在美國國防部智囊團的Huyck研究中心遇見康達博士，兩人成為忘年之交。年老的康達博士邀請弗拉肯繼續研究「青春之泉」，弗拉肯博士果然不負所託，以其聰明才智研究如何複製「青春之泉」，研究論文分別於二〇〇二年至二〇〇四年多次發表在《醫藥食品期刊》、《自由基生物學及醫藥》及《氫能量國際期刊》等重要科學雜誌上。他公布了複製「青春之泉」所需要的氫化矽膠（**Silica Hydride**）的多種功能後，美國和日本的科學家在小心檢驗之後，非常肯定弗拉肯博士的研究成果，隨後也加入了這項重要的抗衰老研究。

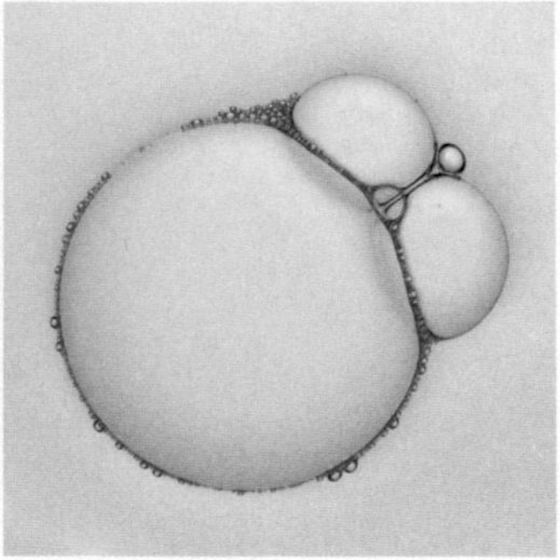

生命膠質——活性氫化矽膠

水是生命的源頭，沒有水就沒有生命，水分子的組成只有一個氧原子及兩個氫原子。長期以來，科學家只重視氧對生命的重要性，卻忽視了氫的重要性。

氫是宇宙中已知的最小元素，也是支持地球所有生命得以存活和發展的最重要元素之一。當植物行光合作用時，植物將帶負電的氫儲存起來。人類食用這些植物時，便同時獲得了食物中的氫，提供身體非常重要的能源。

人類因呼吸得氧，而由吃喝得到必需的氫。人體細胞需要氫和氧來產生生命的能源；人類的生命、老化、疾病以及死亡都和體內的氫離子有關，可以說如果沒有氫離子，地球上就沒有生命。

氫離子不僅是細胞和能量的來源，帶負電的氫離子可以決定細胞及身體的健康狀態。弗拉肯博士等科學家已證實長壽村的水含有大量帶負電的氫離子，這就是「青春之泉」所以能夠祛病延年的重要因素，也決定了「冰河之乳」所特有的能源電位、表面張力及黏性等特性。

由於加工食品氾濫，導致食品的營養素下降；而酸雨、農藥、化肥、農業工業化的結果，土壤普遍缺乏礦物質和微量元素；飲用水中加了氯和氟；新鮮、生機水果蔬菜攝取不夠；現代人飲用水的品質欠佳、飲水量也不夠；飲食中的防腐劑等添加物過多；以及現代人體內的自由基過多，太多的代謝過氧化物；加上現代人使用電器太多，過多的電波干擾。以上諸多因素，造成現代人體內的負氫離子缺乏，嚴重影響身體精力與健康。

為了改善健康、預防疾病，或者早日由病痛中康復，就每日必須多攝取含負氫離子豐富的食物，如生機飲食、新鮮的果蔬、氧化還原電位趨向還原的好水、補充含氫化矽膠（Silica Hydride）的保健食品。

為了預防癌症，防癌協會鼓勵大家多吃蔬菜水果，小朋友每日應吃五份（兩份水果加三份蔬菜）、婦女應吃七份（三份水果加四份蔬菜）、男人應吃九份（四份水果加五份蔬菜），但現代人都沒吃夠。可怕的是，癌症罹患人口一直在快速增加，我們必須思考對策，建議簡單有效的方法幫助大眾遠離疾病，享有健康。

每日三餐正常是健康的根本，水果蔬菜、穀類和蛋白質類食物一定要吃，各種營養或機能性補充食品也只是補充營養素的不足，無法完全取代正餐。即使接受斷食療法，還是要吃水果和蔬菜，以滿足身體的基本需要，維護臟腑的健康。

現代人常自以為「營養過

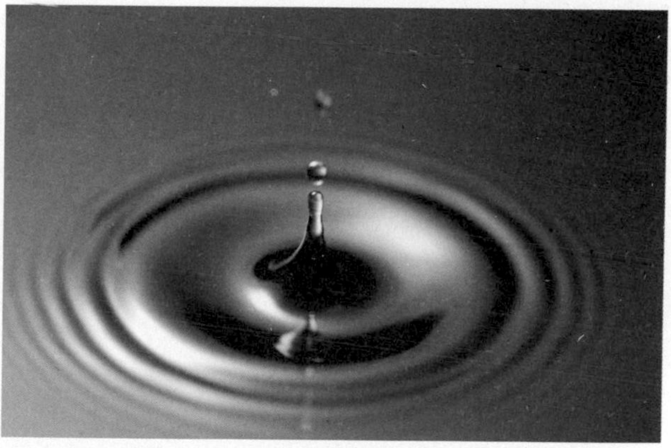

人類的生命、老化、疾病以及死亡都和體內的氫離子有關，可以說如果沒有氫離子，地球上就沒有生命。

剩」，其實只是熱量和動物性的脂肪和蛋白質過剩，天然的維生素、礦物質和微量元素經常不夠，所以慢性病罹患者越來越多。回歸自然飲食才是根本自救之道，可惜現代人的生活環境已不易做到。

為什麼自然醫學鼓勵生機飲食？新鮮的果菜汁或精力湯中都含生命膠質，而酵素和帶負電荷的膠質

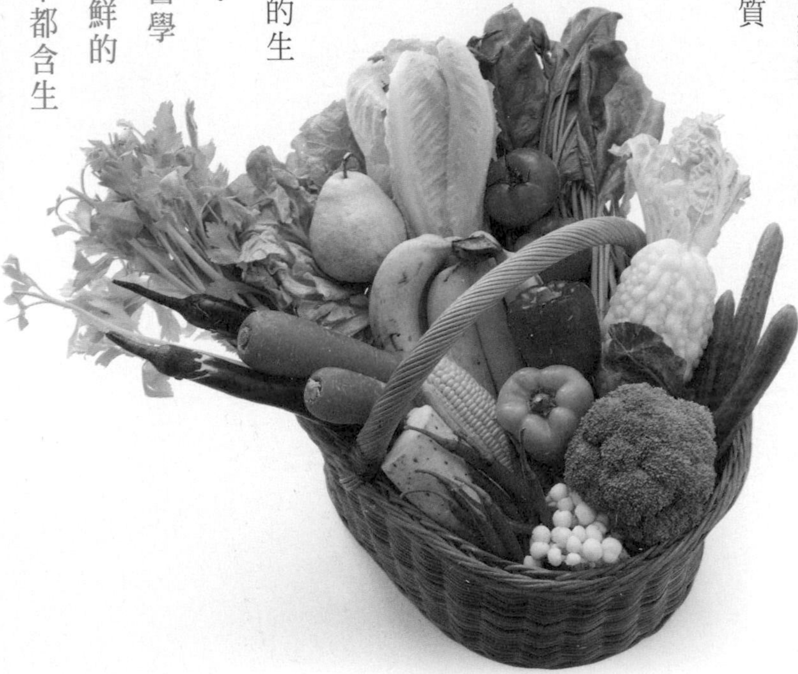

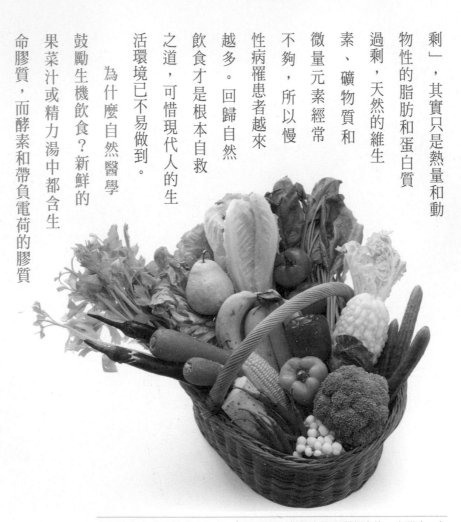

每日三餐正常是健康的根本，水果蔬菜、穀類和蛋白質類食物一定要吃，各種營養或機能性補充食品也只是補充營養素的不足，無法完全取代正餐。

都能促進健康。但體質虛寒的人，果菜汁和精力湯都不宜過量，或者必須接受專業的指導。

補充「氫化矽膠」是弗拉肯博士等科學家的建議，目的在於提供高單位帶負電的氫膠質。經過多年的臨床研究，已證實有促進健康的效果，對健康的維護和疾病的預防具廣效性。已有數百萬人使用過「氫化矽膠」，也正在美國和日本流行，出現許多使用者的好見證，其中很多來自專業人士。看完本書後，你對補充氫在健康上的重要性將會有全方位和深入的瞭解，並肯定氫化矽膠是難得的保健食品。弗拉肯博士的此一重大發明，正是研究「青春之泉」的結果，來自「冰河之乳」的啟示。

養生好水與氧化還原電位

養生好水的優點很多，氧化還原電位（ORP）是很重要的特性，卻長期被忽略，直到美、日重視養生的科學家強調其重要性，才引起養生保健人士的重視。

在一般的水質檢驗報告中，很少看到氧化還原電位的數值，因為大多數人都只關注水的潔淨程度，甚至有些博士或教授們認為，水的功能只是解渴而已，忽視了水的養生保健和孕育生命的功能。如此錯誤的認知，使很多人因為缺水和喝錯水（如以飲料、酒、咖啡取代水），而導致各種慢性病，足見觀念的重要。錯誤的觀念可能害人害己，今天水源的嚴重污染，正是肇因於人類某些錯誤的觀念。

身體內約有百分之六十至七十的水分，我們每天喝的水進入身體後，對血液、細胞和組織都會造成影響，決定了健康或疾病，因此，喝水時豈能不慎選好水？

研究營養保健三十多年，筆者發現，改善健康最快的就是每天飲用約二公升多的好水；好水足以養生，而劣質水對健康不利。也許有人認為，每天身體需要的抗氧化物質可以來自水果蔬菜，但現代人大多每天吃的水果蔬菜不足以滿足身體的需要，便祕問題如此嚴重就是一項重要指標。

氧化還原電位乃液體中可以量測的抗氧化劑的還原能力，所量測的液體中帶負電的電子與帶正電的質子的比例，可以從+1200至－800毫伏（mV）。當抗氧化劑越強時，其氧化還原的負值越大，也就是越接近－800 mV；如果其正值越大，就表示所含活性氫的電子數就越少。

水的祕密

水比蔬菜水果還重要

喝水比吃水果蔬菜容易，如果所喝的水可平衡體內的氧化還原問題，減少自由基過量的毒害，那麼每天能喝夠好水，對養生保健就非常重要，而且比其他方法簡單易行。

學過化學的人都知道，「氧化還原」的反應一直在我們體內和環境中發生，研究氧化還原反應，就可以多瞭解生理代謝、疾病與老化，進而多認識我們生活的環境。

在化學反應中，當一個或多個電子從一個反應物移轉到另一個反應物，這類反應就是「氧化還原反應」。其中「氧化」是反應物質失去一個或多個電子的過程，所以帶正電；「還原」則是反應物得到一個或多個電子的過程，所以帶負電。「氧化還原」是同時發生的互補關係，當某物質失去電子時，就有物質同時得到電子。有一些化學元素容易失去電子，就被稱為「還原劑」；另一些元素較容易獲得電子，就是「氧化劑」。因為「還原劑」有抵抗氧化的能力，所以也常被稱為「抗氧化劑」，如維生素C、E，和硒、鋅、綠茶、葡萄籽萃取物等，種類很多。

鐵釘會生銹，就是鐵釘被氧化了。雖然氧是生命所必需的，但人們賴以生存的呼吸，會在體內產生過氧化的自由基。當自由基過量而失去控制時，就會加速身體的老化現象，人體的視力、聽力和記憶力都會退化，呈現老態。另一方面，細胞製造能源的單位「粒腺體」因過氧化而受傷害，人會逐漸失去精力。如果生命密碼DNA受到自由基的攻擊受傷，各種嚴重的疾病，如癌症、心血管病變、糖尿病或白內障等就可能發生了，而這些疾病多較容易發生在老年人身上。

如果人類的科學研究能夠平衡體內的氧化還原反應，減緩其速度，把大火降為溫火，溫火就能燃燒得較長久；同樣的道理，生命也因此細水長流，延緩了老化的過程，讓青春長駐。現代的很多保健食品都強調抗氧化和抗老化的功效，就根據這些理論和現象而設計的。

「青春之泉」所含有的帶負電荷的膠質，其「氧化還原電位」趨向還原值，所以飲用「青春之泉」就同時得到了大量抗過氧化的物質，這就是長壽村居民能享受健康長壽的祕訣，也是筆者寫這本書的動力，祈願幫助有緣的朋友在大都市中也能飲用長壽村的「冰河之乳」，得到健康的祝福。

神奇的微量元素

身體和生命中充滿令人驚嘆的奇蹟，如體內某些非常微少的元素，卻扮演維護健康和祛病延年的重要角色。

身體內的總礦物質約占體重的百分之四，其中有七種的量較大，稱為「巨量營養素」，就是常見的鈣、磷、鉀、鈉、氯、鎂、硫，每天必須由飲食中獲得數百毫克，如鈣的飲食建議量是一千毫克。另有十五至二十種元素的體內含量較微少，每天的飲

水的祕密　微量元素是生命的必需

微量元素在體內的量雖然很少，卻是生命所必需的，其重要性並不亞於巨量元素。因含量太少，研究不易，所知有限；已經被確定的元素有：鐵、鋅、碘、鉬、硒、氟、銅、錳、鉻、鈷等。

食需求量皆低於一百毫克。

「青春之泉」的健康特色之一，就是含有相當量的微量元素，對飲用者的健康有益。大都市的自來水源由於各種工業、農業污水和家庭廢水等污染，常有重金屬殘留，所以自來水在淨化的過程中，可能已將礦物質和微量元素過濾掉了。

現代人常吃過度加工的食品，在加工過程中，約百分之八十的維生素、礦物質及微量元素也流失了。工業發展造成空氣污染所形成的酸雨，帶走了土壤中的礦物質與微量元素，以及長期化學肥料（只有氮、磷、鉀）的濫用，都是今天農作物普遍缺乏營養素的原因。

二十世紀流行補充維生素來保健養生，二十一世紀的今天已開始注重微量元素的補充，以滿足生命的基本需求，因為許多臨床報導了現代人有缺乏微量元素的傾向。

微量元素在體內含量微少，缺乏時會直接影響身體正常代謝，如體內的鐵、鋅、硒、錳、銅等都是體內重要酵素的一部分，缺乏時會使酵素活性下降，妨礙正常代謝的進行。為了使讀者瞭解微量元素的重要性，此處簡略地加以介紹。

鐵：是很容易缺乏的微量元素，缺鐵性貧血在女性或老年人中十分常見。鐵是紅血球中血紅素的主要成分，在體內氧氣的運輸上扮演著關鍵角色。同時，鐵也是體內數百種酵素的重要成分，主要與能量代謝有關。在腦部發育、神經傳導物質的合成及免疫系統的功能上，鐵都是必需成分。

鋅：是美國自然療法的醫生常給病人的補充劑，用來治療攝護腺肥大、精神問題、過敏、面皰、指甲易斷裂或有白點等。鋅是七十多種重要酵素的成分，參與蛋白質的合成及核酸代謝，是體內合成DNA和RNA的輔助因子，有助於維持細胞膜結構的穩定。缺乏時，可能生長發育遲緩、性徵晚熟、嗅覺和味覺異常或肢端皮膚炎。

碘：是甲狀腺荷爾蒙的主要成分，與能量代謝有關。缺乏者在幼年易罹患呆小症，成年人則患甲狀腺腫大。當身體虛弱或亢奮又查不出原因時，可注意甲狀腺素是否失調，尤其容易發生在中年女性身上。

鉻：在體內與蛋白質、脂肪與膽固醇的合成有關，也是葡萄糖耐糖因子的成分。缺乏時，生長與生殖功能都受影響；耐糖能力差，可能出現周邊神經炎症狀。糖尿病患尤其要注意補充。

銅：在體內參與造血機能，為血紅素形成所必需。缺乏時，會引起低血色素貧血或皮膚脫色。

鈷：是體內合成維生素B_{12}的必需成分，缺乏時會罹患惡性貧血。

錳：在體內的含量雖然只有約十毫克，卻是很

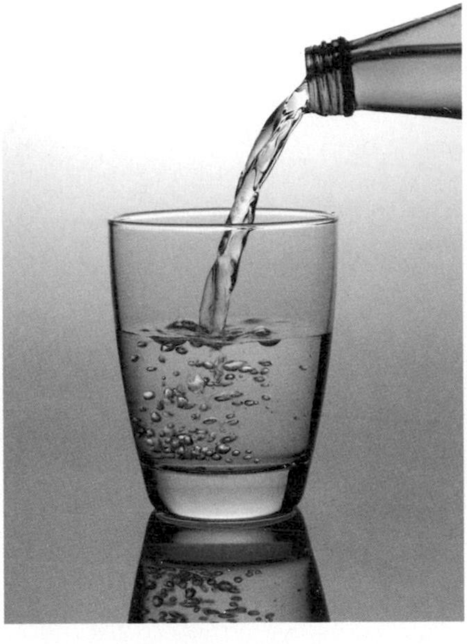

多酵素的主要成分，這些酵素在體內參與皮膚、軟骨、尿素的形成，也扮演抗氧化劑的角色。缺乏錳，容易引起痙攣。

氟：可以預防蛀牙，常添加在口腔清潔用品和含氟牙膏中，因為氟可協助各年齡層牙齒琺瑯質的再礦化作用，也支持骨骼的礦化作用，同時促進鈣和磷的沉澱作用。

鉬：在體內是一些促進氧化作用酵素的輔助因子。

矽：是可以預防老年心血管疾病的元素，也可能有利強化膠原蛋白及彈力蛋白。

硼：在骨骼代謝上有重要性，可能與鈣、鎂和維生素D的功能有關。

鎳：和體內某些酵素的活性有關，可能影響細胞的氧化還原系統、細胞膜的特性、葉酸與B_{12}的代謝。

以上介紹的微量元素雖然需要量少，卻是生命所必需的營養，缺乏時則生理功能異常，輕者生病，重者喪命。微量元素的種類很多，還無法全盤瞭解，缺乏時除非症狀明顯，否則容易誤診而被迫長期吃藥。

微量元素的重要食物來源為綠葉蔬菜、種子類、核果類、海鮮中的貝類和牡蠣、內臟、啤酒酵母等。作物的微量元素含量會隨著土壤中微量元素含量降低而減少。

飲水中所提供的微量元素和礦物質，在正常狀況下，應占人體需要量的百分之二十。因此，不宜常喝蒸餾水和逆滲透水，因為純淨水呈酸性，進入人體後反而會溶出骨骼和組織裡的礦物質和微量元素，長久飲用可能引起骨質疏鬆。

市面上已有多種微量元素的補充劑，有液狀、粉狀和錠劑。某些微量元素過量則有毒性，補充時應接受專業人士指導。

當人們在都市裡複製「青春之泉」時，也應該注意添加或調整飲水中的微量元素，以滿足人體需要，成為養生的好水。

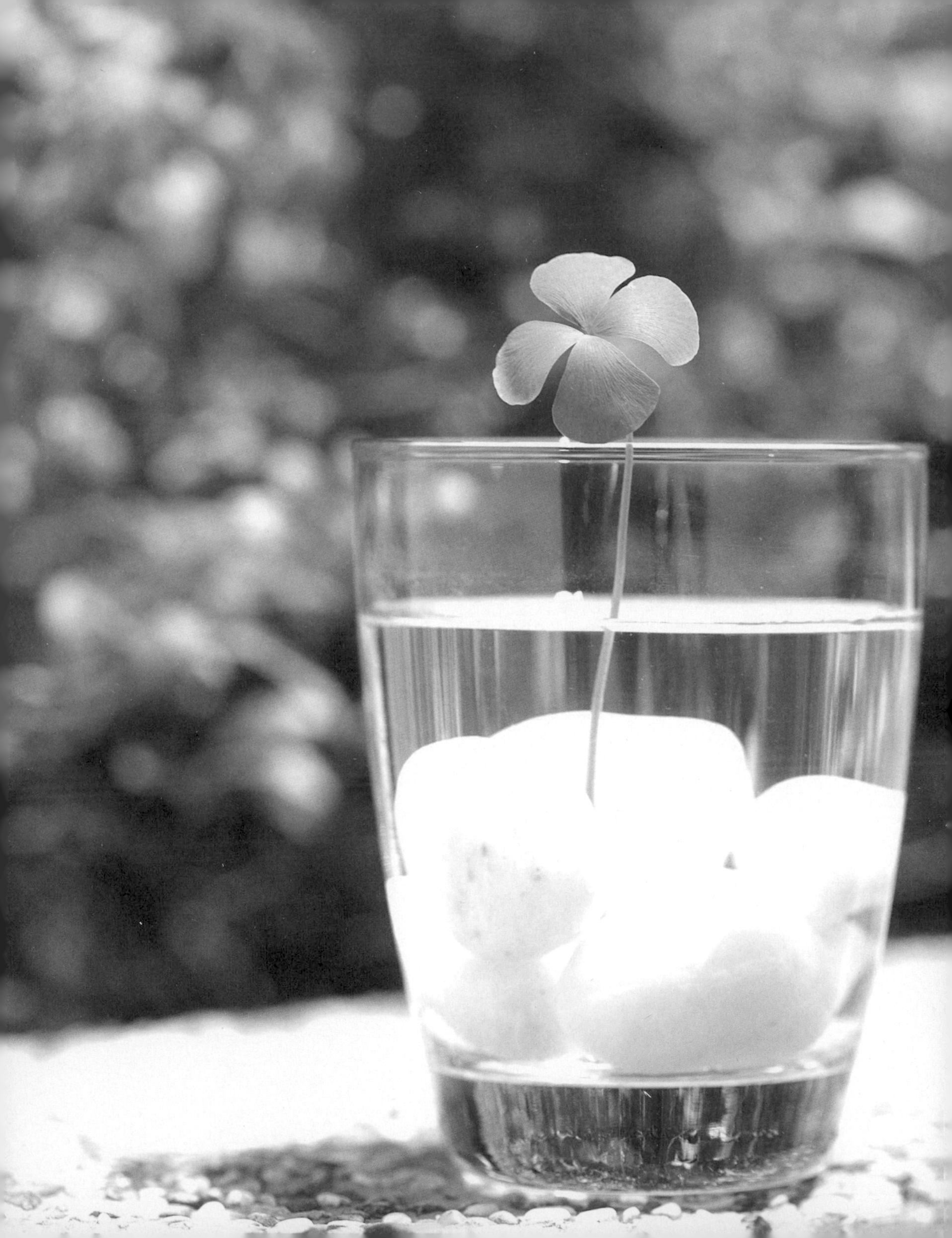

Part 2

延年益壽
與抗過氧化

人類都必然會經歷生老病死的過程，養生保健就是為了追求少一些病痛、延緩老化的發生、死得晚一點，也就是享高壽、得健康，只可惜真正辦得到的人並不多。依一般動物的生命週期來計算人類壽命，人類應可享高壽至一百四十歲。現代人過了八十歲已算高壽，少數能活到百歲的已屬人瑞，十分難得，尤其老而健的更是少之又少，大多數人帶病延年。可見人類並沒有讓寶貴的生命充分發揮，實在對不起自已這個本應經久耐用的身體。

在銀髮族中，可以看到顯著的差異，有人已九十高齡仍精力充沛，還可以正常工作，像前面章節曾經介紹的康達博士，就是集智慧、健康和長壽於一身的好榜樣。但是，這樣健康的人瑞畢竟是少數。有很多人才步入中年，就已早生華髮，精氣神都不足或顯現疲憊老態，急著想退休，退休兩年後就往生了。到底是什麼因素造成如此大的差異？

人稱萬歲、萬萬歲的古代帝王，享盡榮華富貴，但多短命，三十多歲就駕崩的很多；回顧歷史，康熙和乾隆皇帝活到七、八十歲，注重養生之道。康熙在其《庭訓格言》中就提到「節飲食、慎起居，實卻病之良方也」、「老年人飲食宜淡薄，每兼菜蔬食之則少病」，以上的見解非常符合今日的養生之道，少食慢嚥、清淡而常食蔬果，都適合延年益壽。在動物實驗中更已一再證實，節食少吃是延長壽命的有效方法。

隨著經濟的發達，先進國家已先後進入了「高齡國」，有關老人學和抗衰老的研究，都已經是當今顯學，備受重視。國際間也以平均壽命的延長，作為國家進步的重要指標。眾多科學家長期努力的結果，對衰老的原因已漸能掌握，活到人類生命的極限已非夢想。

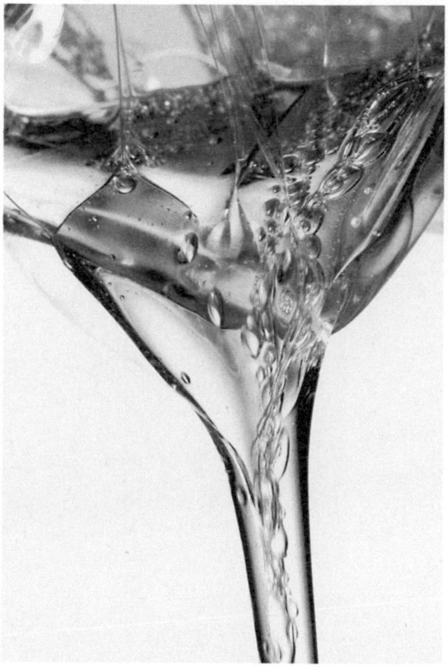

少食慢嚥、清淡而常食蔬果，都適合延年益壽。

人都會老，當然科學家也必須面對衰老和病痛，感受衰老威脅的科學家就會致力研究如何抗衰老，留住青春。當年「流體力學之父」康達博士可能就是以這樣的心情研究長壽村的「青春之泉」，想找出青春的祕密。可惜在有生之年未能如願，才把未完成的心願交棒給科技奇才弗拉肯博士，弗拉肯果然未負所託，完成了重現「青春之泉」的願望。

科學研究證明，少吃是長壽最有效的方法，各種動物皆然。可是，為何少吃就能延長壽命的原因，仍待進一步瞭解；老化和抗老化的假說很多，例如糖尿病、肥胖、慢性中毒等，都曾被科學家以動物模式來研究探討。

在眾多的不同研究中，以「自由基致病老化學說」最有說服力，也得到最多的科學證據。

一九七四年，筆者得到美國華盛頓州立大學營養學博士後，前往加拿大溫哥華市的UBC大學人類營養研究所從事博士後的研究工作，就是以「維生素E的抗氧化功能及可能的毒性研究」為題材，三年之間發表了五篇論文在國際重要期刊上，於一九七八年獲邀請出席在日本東京市舉行的「世界維生素E與抗氧化年會」發表論文，與來自全球各地的傑出學者歡聚一堂，開會旅遊，曾造訪富士山與箱根等地。

當年與會的學者提出自由基與疾病的關係，以及用抗氧化物質防病和治病的假說和實驗成果。當時的醫界認為證據不足，尚未予以肯定。但是，三十年後的今天，由於數千篇論文的證實，「自由基與疾病和老化」的關係已被普遍承認，並且已開發出眾多抗氧化的保健食品，來預防自由基所可能造成的傷害。可見科學研究要有結論非常不易，需投入無數的人力、財力、實驗、時間以及實驗用動物的寶貴生命。

自由基與疾病衰老的關係

何謂自由基（Free Redical）？為何是百病之源，還會引起衰老？

自由基的另一名稱是活性氧（reactive oxygen species；簡稱ROS），是一群非常活潑，很容易引起化學反應的物質，其分子結構外圍的電子不成對，本身很不穩定，會奪走其他化學物質的電子，而且可能造成連鎖反應性的傷害。

當活性氧在體內持續累積，就會在體內形成氧化壓力（oxidative stress），如未予以疏導治療，就可能引起心血管疾病、器官衰竭、皮膚病變、眼疾、炎症、甚至癌症。

活性氧有數種類型，呼吸的過程就可能產生「超氧化自由基」；其次為氧化力稍弱的「過氧化氫」；若與金屬離子結合成

「氫氧自由基」，也可能產生一氧化碳類的毒氣。

早在一九三〇年代，美國內布拉斯加大學的放射性生物學者赫爾曼教授就注意到，長期曝露在烈日下工作的漁夫，容易提早衰老，於是提出陽光的紫外線會引起身體產生不穩定的活性氧，造成傷害衰老。可見活性氧的研究已有七十多年的歷史，活性氧與自由基都常被使用，為了使大家容易記憶和瞭解，在本書後面章節都統一稱為自由基。

在學術上，活性氧與自由基不完全相同，除了前述的活性氧之外，因活性氧形成後為了搶奪其他物質的電子而變得活潑，引發其他物質成為自由基的過程，稱為「氧化」或稱為「使其腐敗」（常用在油脂氧化），活性氧使別的物質氧化（失去電子）而本身進行還原（得到電子），因此活性氧就是氧化劑。在最初階段搶奪一個電子後所形成的就是「超氧化自由基」，接著衍生出「過氧化氫」，再接著就是「氫氧自由基」，呈現連鎖式的反應，又產生新的自由基。

又如在香菸燃燒或都市污染中常見氮氧化物；不穩定的臭氧；鐵氧鉻化物、次亞鉛氧、煙煤或無煙煤、泥媒、褐煤；噴霧劑、冰箱的冷卻劑等。可見在我們體內和環境中都有可怕的自由基，似乎防不勝防。幸虧我們已知道如何增加防止自由基傷害的抗氧化能力來保護自已。

體內如何產生自由基

我們每天吃下去的醣類、脂質、蛋白質，經過消化吸收後變成小分子，在細胞的粒腺體中與氧結合，在稱為「檸檬酸循環」的一連串化學反應中燃燒，而轉化為身體需要的熱量和高能量物質ATP。其實，此處所說的燃燒和化學反應，都涉及原子間的電子交換，過程中使用的氧約有百分之二會產生活性氧和自由基。

體內可能產生自由基的狀況很多，簡述於後：

1. 體內發炎的時候。
2. 激烈運動之後。

3. 心理或身體受到強大壓力或震驚時。
4. 抽菸或酗酒之後，即使二手菸都很嚴重。
5. 飲食過量，超過身體的需要時，以及常吃油炸、燒烤食品。
6. 當體內白血球或噬菌體攻擊入侵的細菌或病毒時。
7. 長時間高空飛行時。
8. 受到陽光中的紫外線過度照射時。
9. 接受微波爐、電腦、電視、手機、高壓電等所發出的電磁波時。
10. 攝取某些藥物後。
11. 呼吸污染的空氣時。
12. 添加物、農藥、殺蟲劑進入體內後。
13. 喝受污染的水，如含有三鹵甲烷等。

可見會產生自由基的狀況非常多，幸好體內和自然界的食物、藥草中都有眾多的抗氧化物質，只要能大致維持平衡就不必擔心。只有當體內產生的以及外界來的自由基超過身體負荷時，問題才會變得嚴重，那時只好求助於各類抗氧化的保健食品或者改善生活習慣和環境，以自求多福。例如，多吃深色的蔬菜、水果、藻類，少吃藥，不抽菸，居住在空氣清新的環境中，多喝優質好水等措施，即可保護身體免受自由基過多時的傷害。

其實我們賴以生存的氧氣並不是十分穩定的物質，容易變成活性氧再衍生眾多的自由基，這就是生命為了活下去所必須付出的代價，於是生命就會面對病痛、衰老和死亡。自由基過多時對細胞與身體的傷害幾乎是全面的，最容易受攻擊的是細胞膜上的不飽和脂肪，會影響養分和毒素進出細胞。最嚴重的傷害來自細胞內

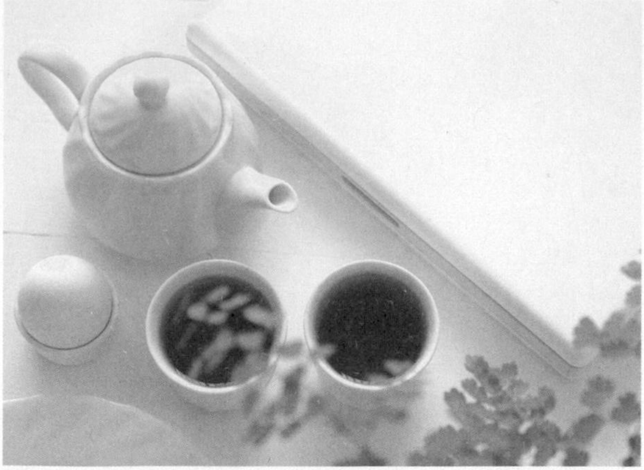

體內可能產生自由基的狀況很多，環境及飲用水的污染都是其中的原因之一。

的DNA，DNA被自由基損害，妨礙了基因的正常表現和生命物質蛋白質的合成，各種病變包括癌症、快速衰老等都可能發生。過多的自由基在血液和血管中，導致低密度脂蛋白過氧化，假以時日，即可能演變成心血管硬化、血栓，進而引起心肌梗塞或中風。

由於自由基過多而失控，傷害了細胞和器官的功能，所引起的疾病嚴重而廣泛，因此，如何增加身體的抗自由基能力已和增進免疫力同等重要，是祛病延年的關鍵因素，早已受到預防醫學和養生保健者的高度關注。

水的祕密

減少自由基的傷害是必要之務

當人們活得越久，累積的自由基和傷害越多，老化便可能加速，終於衰竭而亡。如何減少自由基的累積或降低其傷害，以維護健康的生活品質，正是注重養生保健人士必須修習的功課。

體內環保先控制自由基

全世界環保意識抬頭，環保不只是觀念和行動而已，也可能變成賺錢的大企業。我們世代賴以生存的美麗地球，已無法承受人類的貪婪和予取予求。

生命的需求原本簡單，容易滿足。但是，生活的「想要」是可怕的，無止境的欲望害人害己。而我們的母親——地球，只有能力滿足生命的需要，卻無力應付生活的想要。

百年來，全球各國都力求經濟發展唯恐落於人後，人們追求名牌和奢華的生活之餘，污染了生命所必需的空氣、陽光、水和土壤，也傷害了和人類共同生活在地球上的其他物種。於是出現了各種奇怪的病痛，甚至威脅到未來子孫的生存。

環保的最大意義不只是救地球，更是人類反省後的自救行動，試圖恢復空氣、陽光、水、土壤應有的潔淨和生命力，避免人體累積太多來自環境的污染而生病。

全球的癌症罹患人口有增無減，就是因為飲食無度、壓力太多、環境骯髒所引起。因為病因複雜，這些因素都造成體內自由基增加，不解除病因，就不容易痊癒。

因此，體內環保是每個人的功課，應減少毒素進入身體，增加毒素排出，維護身體和細胞的潔淨和基本功能。

各種毒素中被研究最多的就是自由基，困擾現代人的重大疾病，如癌症、心血管疾病、糖尿病、老年癡呆症、帕金森氏症、白內障、關節炎、

水的祕密 謹防病從口入

古人造字有其深意，如「癌」字內有三個口、一個山，就是告訴我們，病從口入，一張口卻想吃三張口，久而久之，堆積如山就生病得癌。腫瘤的瘤字也有深意，表示經常暴食暴飲之後，留在體內的毒素（自由基）太多，就生成腫瘤。如果只知割除，並非療癒之道，因為還是會復發。

紅斑性狼瘡、皮膚病變等眾多疾病，都與體內過量且失控的自由基相關，如何預防自由基的傷害和抗氧化物的研究，已受到全球的重視，是二十世紀醫學上的重大發現。

人體生病和衰老的原因很多，自從數十年來對自由基的研究明朗化之後，為疾病預防和延緩衰老都找到了具體努力的方向。多年努力的結果，成果甚為可觀，相關的保健食品在市場上廣受歡迎，各種抗氧化劑的產品受到重視，成為全球性的養生保健寵兒。

自由基是體內氧化反應的副產品，體內原有許多抗氧化的營養和酵素，是協助身體維持體內自由基的平衡，免受其害。而免疫系統的白血球和噬菌體，也都會利用自由基的釋放，來達到殺滅細菌和病毒的目的。

當身體老化、衰弱、蔬菜水果吃得少、環境污染嚴重（尤其是空氣和水的污染）、水喝不夠、水質欠佳、壓力太大、情緒不佳、生活不規律、休息不夠、吃太多加工食品、愛吃高油脂或烤炸食品、常吃藥品等因素，都可能增加體內自由基的量，而造成失控致病。

自然療法所用的排毒和滋養方法，都有益於維持細胞和體內自由基的平衡，保持身體功能在最佳狀況。排毒的方法很多，多喝好水、多吃高纖、高營養食品、保持大小便暢通。夏天一定要適度排汗，減少環境毒素進入身體，多吃生機飲食等。由於每天喝水二至三公升，如能喝夠帶負電荷及氧化還原電位趨向還原負電位的好水，更有利於排毒和減少體內自由基的量。

降低體內自由基的方法主要有三方面，體內抗氧化的營養素和酵素會中和或消滅自由基；所喝的好水可以溶解、帶走或中和自由基；注意抗氧化營養素的補充，以增強體內抗氧化能力，自然降低細胞的氧化壓力，達到平衡體內自由基的目的。

自然療法中的滋養，就是要

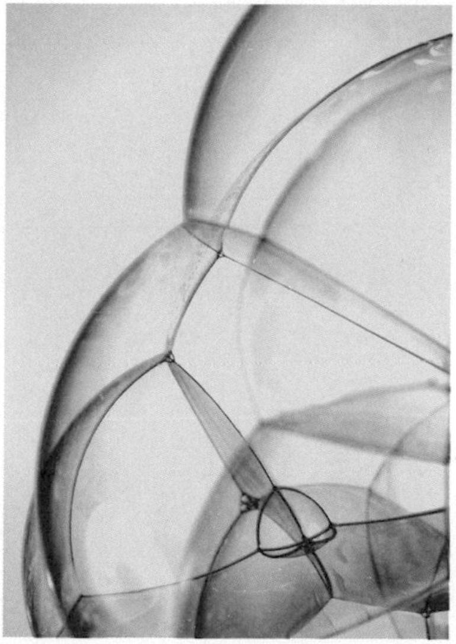

體內環保是每個人的功課，應減少毒素進入身體，增加毒素排出，維護身體和細胞的潔淨和基本功能。

滿足細胞和身體的營養需要，最好是由良好均衡的飲食中獲取足夠的營養素。但是，由於加工食品的氾濫，現代人要從食物中得到身體所需要的營養已經很困難，必須依賴各種營養補充品，所以才造成維生素、礦物質、抗氧化劑的盛行。

性別不同和年齡差距，都將導致對各種營養素需求的不同。為了滿足不同需求，營養素的補充量因而不同。例如：抽菸、壓力太大或環境污染嚴重，都會增加營養需求量。一般人的營養知識不夠，需要專業人員才能估算出需要量。

體內環保也必須重視「排毒」和「滋養」，體內的自由基過量所造成的毒害必須排除。同時，滋養的部分就應加強抗氧化的營養性和機能性成分的補充，如此可以減少自由基的產生，或者中和已產生的自由基，以降低其毒性。這就是清與補的理論。

清與補的次序，何者優先？須視身體狀況而定。如果健康尚可，而累積的自由基等毒素甚多，可以採取先清後補的次序。對於身體已經十分虛弱的人，可能先補後清比較安全。先補充缺乏的營養素，健康穩定後，再採取排毒的措施。

一般注重養生保健的人士，清與補可以同時進行，使健康漸入佳境。身上的毒素非一日造成，排除時不可太急躁，以免傷身。同樣的道理，進補或滋養時也應循序並進。當補充維生素、礦物質、微量元素時，注意其安全劑量，長期攝取過量可能中毒。

今日食品混亂，為了避免「病從口入」，就要做個挑嘴的人，選擇適合自己食用的食物。每餐的食物不只滿足口欲，也應滿足身體六十兆細胞的需要。食物組合中「該吃的」應該多於「想吃的」。頭

水的祕密

體內營養素的四大層次

體內營養素的需求至少有四個層次：

- 維持生命的基本需要；
- 維護身體在良好狀態；
- 對亞健康的身體有顯著改善的效果；
- 以大量營養補充發揮藥理作用，以改善病症。

腦和心智應該經常戰勝嘴巴。祕訣是三餐必須正常，太餓時常會「飢不擇食」，就無法選擇了，吃飽了再去買菜，自然會少買垃圾食品。要珍惜自己的身體，不要讓身體成為垃圾桶，選擇自己需要的食品，別成為食品的奴隸，使食品成為健康的負擔。

細胞共和國的大總統

每個人的身體內都有大約六十兆的體細胞，以及腸道內的六十兆微生物細胞。新的觀念提醒我們，每一個人都必須對自己體內的細胞和微生物盡責任，維護其健康。

一個人的體細胞和微生物的總數量，約等於地球人口的兩百倍，每個細胞和微生物都是活的、有生命的，需要不斷地補充好水和營養，所產生的代謝毒素也必須經常清除，才能維持其功能正

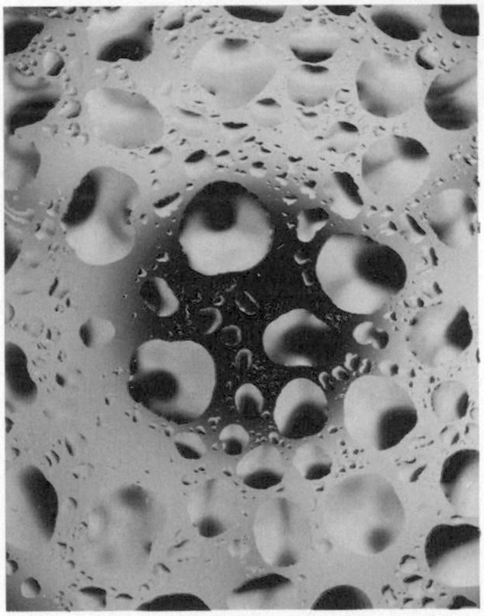

由於每天喝水二至三公升，如能喝夠帶負電荷及氧化還原電位趨向還原負電位的好水，更有利於排毒和減少體內自由基的量。

常。把這些維護身體健康的細胞和微生物照顧好，這正是我們每一個人的責任。

細胞和微生物的共同特性是都喜愛高纖的蔬菜、水果和藻類，而無法忍受過多脂質和動物性蛋白質。現代人的飲食偏好常是多肉少蔬果，滿足了口欲，卻毒害了全身的細胞和微生物，怎能不生病？

多吃少吃、少吃多吃

我們每天所吃的食物中，醣類的百分之九十八可以被消化利用，脂質為百分之九十五，蛋白質則只有百分之九十二，也最難消化吸收。未被消化吸收的部分可能被腸道的微生物利用，或者成為腐敗物質。因此，愛吃高蛋白質的肉類時，排泄物和屁都特別臭。吃得越多的人，無法消化吸收的部分就越多，腐敗毒素也因而增加，其中也有自由基毒素，這些毒素會進入血液，而後影響所有細胞的功能。

飲食過量者所多吃的部分，主要是容易氧化的油脂，以及缺乏營養的過度加工食品，除了增加體內毒素，也增加了儲存毒素的贅肉。

過量飲食徒然加重身體消化、代謝的負擔，在粒腺體產生能量時，也同時產生自由基，傷害粒腺體和細胞，使粒腺體和體細胞都快速減少，同時加速老化。當動物吃得較少時，其體內產生的自由基也相對減少，不只延長壽命，健康品質較佳，肝、腎等臟器的解毒和排毒功能都將改善，罹患癌症、肥胖或糖尿病等慢性病的機率也都下降。古諺：「每飯留一口，活到九十九。」確有其道理。如果無法忌口，就必須改變飲食組合，多吃蔬果少吃油脂類，自然會降低熱量的攝取，也同時減少了自由基的產生。

做好體內環保，避免體內毒素的累積是現代人的每日功課。才不會因為空氣、食物、水和環境的毒素污染，成為「百毒公主」或「無毒不丈夫」。體內環保的首要工作就是減少細胞和組織中自由基的累積，可保「歲歲平安」，「長命百歲」不只是夢想。

抗過氧化的方法與產品

自從發現生命賴以生存的氧氣，也可能是疾病和老化的元凶，科學家們就非常努力地尋找最好的抗氧化物，其鍥而不捨的精神，就如同當年康達專士和弗拉肯博士迷上「青春之泉」的研究。皇天不負苦心人，研究的成果相當可觀，也帶動了生物科技和保健食品研發的蓬勃發展。

檢驗血液中自由基濃度的醫療儀器早已問世，同時可以測得某些抗氧化物使用後自由基濃度的變化，作為瞭解體內氧化壓力和改善方法的指標。

歷經三十八億年，地球上第一個具有生命的單細胞，經過複雜的演化過程和優勝劣敗的自然淘汰，號稱「萬物之靈」的人類終於出現，人體構造之精細複雜，微妙神奇，真是宇宙間的一大奇蹟。

可惜人類不知自愛，只有聰明，缺乏智慧，貪婪多欲，只一百年光景，就幾乎毀壞了地球的盈盈生機，「萬物之靈」成了「地球之癌」，真是十分羞恥、難堪。

前文撰述了自由基在細胞和組織間破壞力之強，似乎十分可怕，其實不必驚慌，我們每天都應該多吃的蔬菜、水果、藻類以及飲用的大自然優質好水中，都有豐富的抗氧化物群和負氫離子等，可保護身體免受自由基的荼毒、傷害，有能力阻止、中和或排除過多的自由基。是人類自己過度污染和破壞了環境，妨礙了大自然神聖而奇妙的平衡，果蔬及水源都被污染，失去了原來的優良品質，導致今日怪病叢生，號稱先進的醫療其實效果也有限。就以癌症治療為例，包山包海的主流醫學，其治癌方法保證痛苦、保證昂貴，卻無法保證療效，天底下有如此明目張膽、不公不義的事，也難怪數十年來，癌症罹患人口不斷增加，人人談癌色變，奈何！奈何！這無異形同對全民的醫療綁架。

現代人想要享受高品質的健康生活，必須注重養生保健，做自己健康的主人，做好自我健康管理的工作，包括起居規律、飲食量少清淡、正面思考、常懷善念、勤快多動、注意營養的補充與排毒。若能如此，「全民保健必定勝過全民健保」，中老年後才不會帶病延年，活得不快樂、無尊嚴，成了家人和社會的沉重負擔。

最近新聞報導一位女性癌症患者，罹癌十年，生命力強，與癌症對抗，已走近生命的盡頭，每個月抗癌藥物花費約二十一萬元、特別看護六萬元、生活費三萬元，每個月至少三十萬的開銷。最後人往生了，留下千餘萬的債務給家人，白髮人送黑髮人的老母親情何以堪？這樣的社會悲劇很多，發生在號稱文明又科技發達的今天，實在是一大諷刺。

國內罹患肝病的人很多，因此肝病被稱為國病。現在又增加了一項國病，就是腎臟病，洗腎人口已高居世界第一，每年花費至少三百多億台幣，目前仍在快速增加之中。

肝有解毒功能、腎有排毒功能，如此重要的器官，都成了國人最嚴重的病痛，這是多可怕的健康警訊？可是我國的公衛單位居然會說不清楚原因，也無有效的防治之道。在此惡劣的環境中，人們必須注重養生保健之道，自求多福。自助然後人助，把自己照顧好，原本就是我們的基本責任，有些人日以繼夜，犧牲健康拚命賺錢，結果有一天發現「錢在銀行、人在天堂」，白忙一場，為時已晚。

珍惜疼愛你的腎臟

腎臟在體內擔任維持體內水分平衡和潔淨的神聖任務，調控水分和鹽分的排出，以維護血液和體液中生命物質在正常生理範圍。每當小便或排汗中都排出了代謝的廢物，即可保持身體的潔淨。腎臟每天需要過濾大約一百八十公升的血液，重新吸收身體的養分而排出過多的毒素和廢物，足見其重要性。

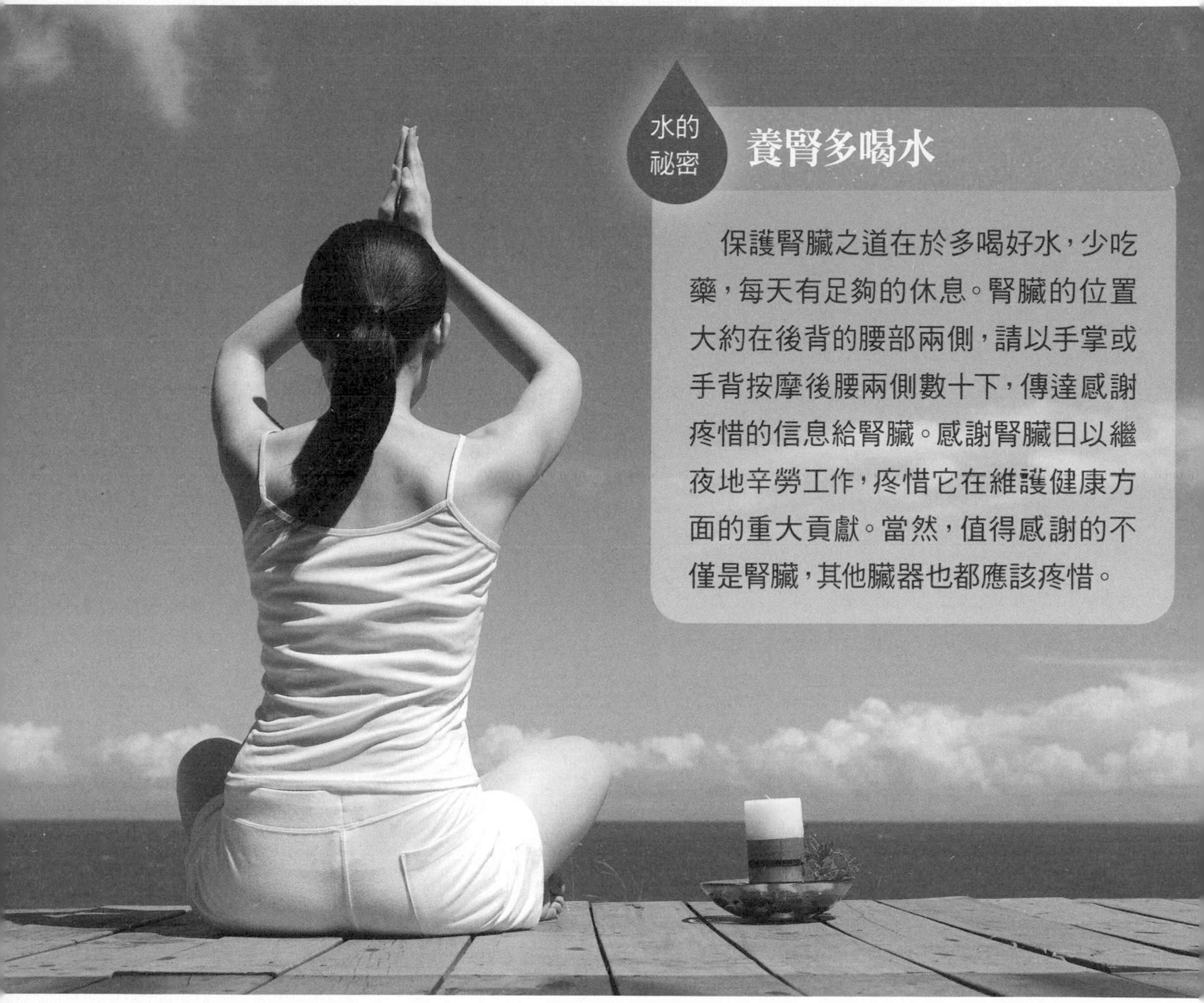

水的祕密

養腎多喝水

保護腎臟之道在於多喝好水，少吃藥，每天有足夠的休息。腎臟的位置大約在後背的腰部兩側，請以手掌或手背按摩後腰兩側數十下，傳達感謝疼惜的信息給腎臟。感謝腎臟日以繼夜地辛勞工作，疼惜它在維護健康方面的重大貢獻。當然，值得感謝的不僅是腎臟，其他臟器也都應該疼惜。

除了以意念傳達信息之外，古老的「六字訣」主張以不同聲音的波長及頻率和體內五臟六腑共振，達到臟腑平衡的境界。口發「噓」音平衡肝、膽；「呵」音護衛心臟和小腸；「呼」音主脾、胃；「嘶」音護肺、大腸；「吹」音助腎、膀胱；「嘻」音調心包、三焦。心存疼惜感恩的信息，調整呼吸，以緩慢綿長為佳；吐氣時小聲發出以上的聲音，同時觀想相關的臟腑及其功能。

此為道家的養生術，相傳為一千五百多年前南北朝道家養生大師陶弘景所創，唐朝的孫思邈加以發揚光大。發音時也要配合肢體動作，可以在道家養生書籍中找到相關資料，此處只介紹到此。

抗老化的要角

自從一九五五年英國科學家哈曼（Harman）提出「自由基」學說後，很多科學證據都有利於證實自由基與老化的關係。俗稱的「老人斑」，就是由過氧化脂質「脂褐素」沉積在細胞內而成。當脂褐素沉積在腦細胞中，會引起記憶力減退等老化現象。自由基的傷害範圍很廣，細胞膜上的多元不飽和脂肪酸含有多個雙鍵，最容易受自由基的氧化而變性。DNA的核酸、蛋白質的胺基酸、細胞膜上的多醣結構，以及腦組織中的多醣，都因自由基搶奪電子而過氧化，影響了正常功能而導致疾病或老化。

人類能量和精力的來源，依賴細胞中的小型發電場粒腺體。在製造能量的過程中也會產生自由基，粒腺體本身也容易遭受自由基的攻擊而喪失功能。一般細胞內可以有數百個粒腺體，當失去功能的粒線體越來越多，細胞也就無法正常運作，近乎癱瘓。細胞的數目減少以及粒腺體消失，都是老化的現象，當減少到無法維持基本功能時，即可能因衰竭而死亡。

在老化的過程中，每天會減少十億個細胞，一年就少了三千六百五十億個，十年之後就少了三兆六千五百萬個。因為粒腺體的快速減少，自然會出現疲勞和精力衰退現象，眾所周知，這就是老化。

老化是否能減緩甚至逆轉，一直是科學家們感興趣的題目，於是能阻止自由基的抗氧化劑引起了廣泛的研究。

天然食物中的抗氧化物種類很多。水溶性的維生素C在細胞液中，脂溶性的維生素E和A在細胞膜上，而鋅、硒等微量元素都是許多種抗氧化酵素的成分，共同努力維持體內的自由基不要過量。以上都是抗氧化的營養素。

來自食物的非營養素的抗氧化劑其實更多：

- **類胡蘿蔔素**：在黃色和橙色的蔬果中已發現超過數百種，如茄紅素、葉黃素等都是。
- **生物類黃酮類（bioflavonoids）**：是果蔬中的著色成分，已知道的就有數千種。例如，咖哩粉中的薑黃素早已在數千年前，被印度人用來防止食物的酸敗。今天科學家已證實薑黃素在抗氧化、抗發炎、抗癌以及消除疲勞等方面，皆功效顯著。

檸檬酸是水果中常見的重要成分，其口感類似柑橘，在柑橘類水果中含量豐富。其本身在體內製造能源的檸檬酸循環中扮演關鍵角色，同時有助於抗氧化微量元素鋅和銅的吸收。

食物中的穀類、米糠、黃豆、胚芽、芽菜、燕麥、薏仁、芝麻、小麥、香草和新鮮的蔬菜、水果、藻類等，都含有豐富的抗氧化物質，以及維生素A、C、E等。當新鮮的食物經過過度加工，長期儲存，或者不良的烹調方法（如油炸、久煮等），都會顯著減少食物中的抗氧化成分。

地球的自然環境在人類出現之前已有數十億年，成就了生生不息、豐富、有序、均衡的生態。最後出現的人類破壞力最大，正是「聰明反被聰明誤」，落入宇宙自然律中的因果循環，將必須承擔自造的業與惡，還可能禍延子孫。所以我們這個世代最重要的工作，就是盡力恢復地球的原貌。

飲食回歸自然樸實正是一項重要使命。在完成使命之前只好注重補充營養，以滿足身體的缺乏。常吃加工食品的人，最好多補充抗氧化的保健食品，例如：葡萄籽、綠茶或柑橘類種籽萃取物、紅酒多酚、蝦紅素、薑黃素、南極蝦精多酚、松樹皮抽取物等濃縮抗氧化食品，這些在專賣店中都可以找到。

前文提到有關美國科學天才弗拉肯博士發明的抗氧化劑——氫化矽膠，是一個接近神奇的物質，不只有很高的抗氧化能力，和氧結合之後合成水（沒有毒性），而且可以提供粒腺體需要的氫，作為產生ATP高能量物質的原料。這正是研究長壽村「青春之泉」的人多年來找尋的神奇物質，終於被這一位傳奇性的科學家發現了。當更多的人使用後，並且證實其神奇效果後，必然會肯定氫化矽膠是一項畫時代的發明。使用者感受到身體年輕化，不僅看起來年輕，由於精力更充沛，感覺起來也更年輕，真正由內而外的年輕化。

人類過了青春期，發育成熟之後，就開始一天天邁向老化，有的人老化得很快，也有人老化得慢些。人們每天吃香喝辣之餘，體內必將累積殘餘毒素，到一定濃度就會加速身體老化。先天的遺傳因子以及後天的營養、保養、修養與環境，都是決定老化速度的重要因素。

老化過程中，身體的臟腑也跟著「退化」（Degeneration），然後慢慢變成衰竭。如果排毒與滋養的工作做得好，恢復身體自癒和自我修復的能力，假以時日，身體有回春的感覺，逆轉體內趨向退化的機轉，即可出現「再生」（Regeneration）的年輕化現象。

身體年輕化除了精力增進和不易疲勞之外，皮膚表面色素沉澱的斑點（俗稱老人斑）也會顯著減少，精神上感到神清氣爽的時光也增加，這都是一種非常愉快的感覺。生命的讚歎與祝福：「啊！我找到了『青春之泉』！」這正是很多人試用氫化矽膠兩週後的神奇感覺。

由於氫化矽膠功能很多，十分奇妙，將於後續章節中詳述。

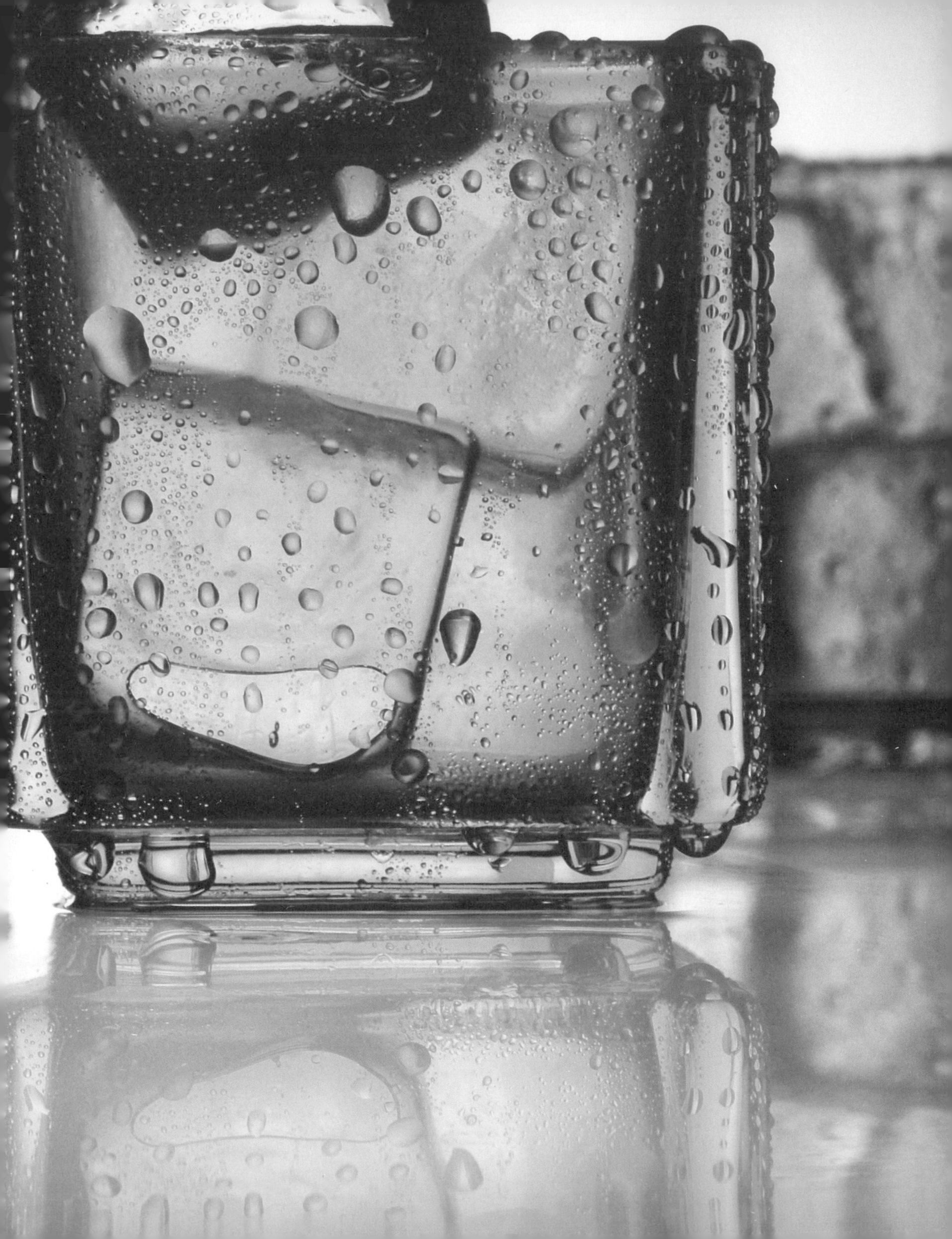

Part 3

生命的奇蹟——氫

「生命就在一呼一吸之間」，智者如此解釋生命。我們也常聽說「生命不可以幾分鐘沒有氧或者幾天沒水」，這些說法都對，但都不夠完美，因為都忽略了另一項維持生命的重要物質，那就是「氫」。

也許是氫原子或氫分子的質量都太輕了，容易被忽略。但是，水分子就是一個氧原子和兩個氫原子所合成，如果沒有氫也就沒有水，當然也就沒有生命的可能。

氧氣如同一位超級巨星，備受各方重視。氧氣也像煙火一般的燦爛輝煌，耀眼醒目，可是被氧所燃燒的氫卻未被注意，扮演沒沒奉獻的角色。其實，無論是在浩瀚的宇宙中或人體中，氫都是不折不扣的主角，是能量的來源。

氫是宇宙與身體的最重要物質

氫是所有存在的元素中最小的一位，卻是小兵立大功，無論是在大宇宙還是小宇宙（身體）中，都是舉足輕重的最主要的成分，同時也是最重要的能源。氫在人體內的狀況，決定了人體是否健康或生病、年輕或衰老。

宇宙間所存在的原子中，氫是最小又是最多的元素。由於氫原子中只有一個質子和一個電子，所以原子量就是最小的1，氫分子也只有兩個質子和兩個電子，因此分子量也只有2。自從大約一百三十八億年前的宇宙大爆炸以來，氫都扮演著最重要的角色，占宇宙中物質的百分之七十五，在人體中也占有百分之六十三，中華養生哲學中號稱人體為小宇宙，所以，大宇宙和小宇宙都是主要由氫來組成。

大約四十六億年前地球誕生時，氫就已經存在了。而人們比較熟悉的氧，則約在三十八億年前才出現，主要是因為紫外線造成水的分解而產生氧。

氫是能量的重要來源

氫一直是宇宙和人體最重要也是最乾淨的能源，當地球面對石油危機時，人們又想起了氫，據悉，第一輛以氫為燃料的汽車已在德國上市。

一切有機化合物都是碳氫化合物，石油和瓦斯都是，燃燒之後，產生二氧化碳與水，也有少量的一氧化碳產生。製造的二氧化碳累積在大氣層中，就造成了溫室效應，導致地球暖化，形成全球性的氣候災難。如果能像宇宙一樣，以氫為燃料，只會產生水，就沒有二氧化碳和一氧化碳衍生的問題。一氧化碳是由於不完全燃燒所引起，由於一氧化碳和紅血球的血紅素親和力強，影響血紅素攜帶氧的能力，會產生致命的危險，因此一氧化碳是廢氣也是毒氣。

人體孕育自大自然，與大自然有許多類似之處。地表的百分之七十是海洋，人體在幼年時體內的百分之七十是含有鹽分的水。人體的能源也和宇宙類似，主要是以氫和碳氫化合物為主。人體內的能量來源，醣類、脂肪和蛋白質的組成成分，也是以碳、氫為主，以及少量的氧、氮、磷等元素。製造能源的剩餘產物也是二氧化碳與水。足見氫在宇宙能源和人體能源的重要性。

氫有可能離子化成為負氫離子，在體內所扮演的角色也就更為神奇和重要了。在人體內氫的數量決定人體的健康狀況，所以固體負氫離子已成為相當受歡迎的奇妙保健食品。

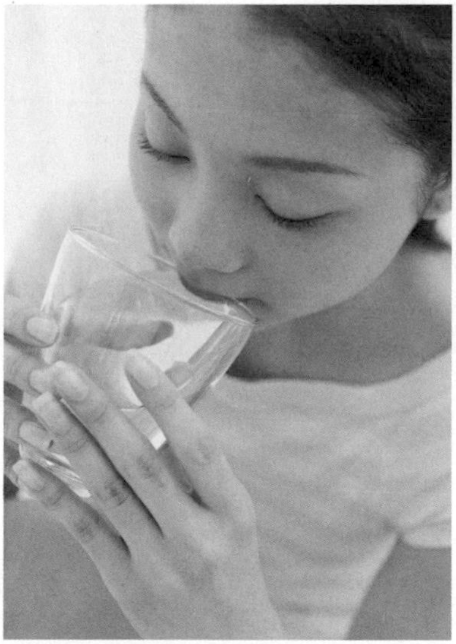

健康小天使——負氫離子

多少年來，養生專家們翻山越嶺，足跡踏遍五湖四海，尋找長生不老的靈藥，希望能夠藉以協助身體、情緒和心靈達到圓融和諧的境界。

科技奇才弗拉肯博士繼承「流體力學之父」康達博士數十年有關長壽村「青春之泉」的研究。皇天不負苦心人，「青春之泉」的神祕奇妙終於揭曉。

各地長壽村的優質好水中都含有大量帶負電的氫離子膠質，造成水的氧化還原電位趨向具還原能力的負電位，此一重大發現，早已獲得多位美、日科學家的肯定證實。多年以來，其安全和多元性功能也都獲得驗證。

事實上，弗拉肯博士於二十多年前就已發現氫化矽膠的養生功能，經過美、日科學家的持續實驗研究，已經得到普遍的肯定與認同。弗拉肯博士與其研究團隊，發表了有關氫化矽膠優異的清除羥自由基能力，以及對粒腺體之獨特新陳代謝效果，多次刊登在《醫藥食品期刊》（JMF）。由於認同研究成果的重要性，權威性的《醫藥食品期刊》（JMF）給予這些重要論文優先刊登的禮遇。

研究者發現，氫化矽膠並非一般的抗氧化劑，如前文所述，自然界的抗氧化劑種類眾多，並不在乎多增加一種，可是氫化矽膠可能是所有抗氧化劑中能力最強，但表現溫和、沒有副作用，同時有助於體內的能源製造，所提供的眾多電子強化了生命電場和磁場，也就是增進了生命活力，具備了維護健康及祛病延年的效果。

無所不在的自由基

自從氧氣在地球出現後，改變了地球的生態。氫氣較穩定，氧氣相對活潑得多，容易與其他物質結合，氧與氫結合後產生了水，因此孕育了生命，衍化出成千上萬的物種，包括人類。我們常說

「水是生命之源」，而氫與氧又是水之源，也是生命之源，因為缺一就不可能成就生命。

並非所有的生物都需要氧，例如，細菌就分為好氧性的和嫌氧性的；嫌氧性的細菌反而怕氧，需要在無氧狀態下才長得好。人體的代謝反應也可分為有氧與無氧反應；運動過度所造成的痠痛，就是因為在缺氧的狀態下，累積了太多乳酸的緣故。

最容易被氧化的就是多元不飽和的油脂，存在於多種食物之中，因為具揮發性，也構成食物的香味，說明了為什麼油炸的食物特別香。炸過的雞、鴨、魚、肉，甚至蔬菜水果，都有令人無法抗拒的香味。炸過的食物必須很快吃

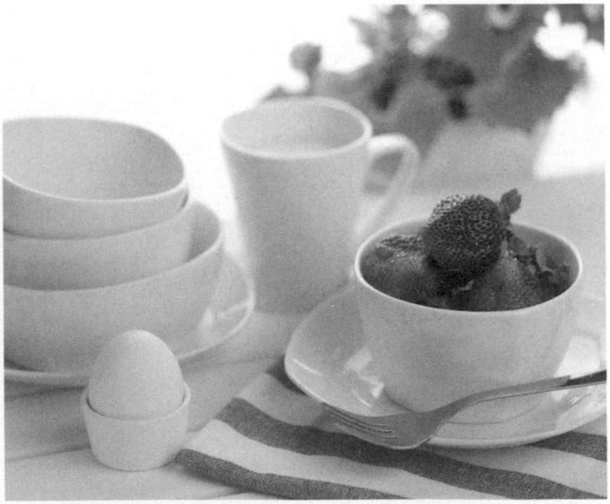

最容易被氧氧化的就是多元不飽和的油脂，存在於多種食物之中，因為具揮發性，也構成食物的香味，說明了為什麼油炸的食物特別香。

掉，不耐久放，否則味道會變得有酸敗的油臭味，這時候食物中的油脂已被氧化成了自由基，及不可食用的有毒物質，而且活潑的自由基會引起連鎖反應，產生更多的自由基。

人體一天中的每一分、每一秒，都受到自由基的包圍，可說是由內而外或由外而內，來自四面八方。身體老化或生病的狀況，正代表了自由基累積和傷害的程度。就如同鐵釘會生銹一樣，人體也躲不掉自由基的致命傷害，不過速率倒是有快有慢。當然是越慢越好，人體才可能享受健康長壽。

當然，人體也是經過長期衍化而來，並非省油的燈，有自保機制，例如，SOD（超氧化物歧化酶）等對抗自由基的酵素群，以及抗氧化的營養素。酵素群在人體內的製造會隨著年齡增長而下降；抗氧化的營養素則大多存在於蔬菜和水果之中，老年人因咀嚼困難，以致蔬果攝取量減少，就可能缺乏這類營養素而加速衰老。因此，額外的補充營養素，對年長者就顯得特別重要了。

重要抗氧化酵素，如SOD、GSH-PX（麩胱甘肽過氧化物酶）

等，在體內活性的檢測，都是瞭解身體老化的重要指標。當然，身體的老化在人的外表上也自然會呈現，皺紋變多了、老人斑增多了、頭髮減少了、氣色變差了等，都是老化現象。這些衰老現象的發生是可以延緩的，甚至延至生命終結前才出現，緩至對老人的健康影響到最小，達到「老而健」和「老當益壯」的境界。

例如，一位五十歲的中年人，因體內自由基失控，得了嚴重白內障，幾乎看不見了，必須接受手術或雷射治療。如果我們能以優良的抗氧化劑組合，保護身體免受自由基之害，等到九十九歲才罹患白內障，就達到了延緩老化的功效，其他的老化現象和疾病，如老人斑、關節炎、臟器衰竭等，都是可以延緩的，而且是由內而外，實質上延後衰老的出現，這就是作者寫本書的最大心願，希望天下的老年人都能享受健康的品質與喜悅。

抗氧化的翹楚——負氫離子

氫是極佳還原劑（抗氧化劑），容易送出電子而帶正價。化學教科書上所記載的氫的結構為——氫在原子核中有一個正電的質子，在原子核外圍運行的軌道上有一個帶負電的電子，正、負電彼此平衡，成為不帶電的中性。當外圍的電子送出給缺電子的自由基後，此時的氫離子就帶正電了。帶正電的氫離子就等於一個質子，而水中的質子濃度決定了水的酸鹼值，質子（H^+，也就是氫離子）濃度越高，液體即越趨向酸性，這是在一般的水中常見的現象。

長壽村的「冰河之乳」，即被稱為「青春之泉」的優質好水中，含有豐富的礦物質以及帶負電的生命膠質。兩位科學家——康達博士和弗拉肯博士經過數十年的觀察實驗，才找出「冰河之水」的奧妙，並且複製成功。

弗拉肯博士發現「冰河之乳」水中的混濁膠質，就是帶了負氫離子（H^-）的二氧化矽晶體（Silica Crystals），又稱為氫化矽膠，此一神奇物質具有多方面的保健功能，是最佳抗氧化劑；提供身體製造能源所需要的氫和電子；可把體內累積的重金屬帶走；能降低水的表面張力，因此增加滲透力，也因而增進身體的水分含量；有活血作用，使紅血球分離（不會成串或重疊）增加其表面積等優點。

氫化矽膠已由弗拉肯博士在實驗室中複製成功，經過了長時間的研究，已證實其安全性和優越性。並且已通過美國食品藥物管理（FDA）的審查，被定位為膳食補充品（dietary supplement）。

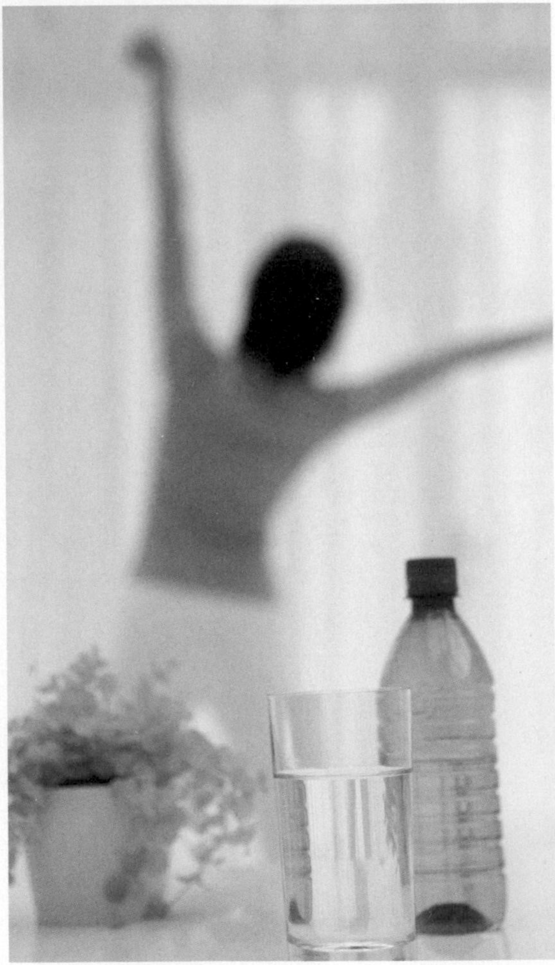

「青春之泉」與氫化矽膠

研究天下好水，長壽村的優質活水可用來作為標準和範本。世界各地的長壽村乃世外桃源，現代人夢想中的香格里拉。地處偏遠、山水秀麗、沒有工業的污染，居民長壽又健康，不需要昂貴的現代醫院。

作者曾經以長壽村的「青春之泉」所具備的條件，作為檢驗水的標準，完成了《正確喝出好水的能量》一書。其中提到好水的十項條件，包括了一般都市自來水都無法達到的偏向負電位的氧化還原電位（ORP），這正是養生好水的必備條件，美日科學家早已高度重視，在國內卻鮮有討論，也難怪我國的健保永遠不夠用。肝、腎等慢性病日趨嚴重，更是過度依賴醫療，忽略養生保健的必然結果。

下一代更是缺乏養生教育，董氏基金會公布兒童喝開水或飲料的調查，八成的兒童選擇常喝飲料，高居全球第二位，僅次於以色列。可樂、奶茶、碳酸飲料、稀釋果汁都是好喝的飲料，但都不該取代飲水，多喝這類飲料，增加了糖的攝取（每天平均多了三十六公克的糖），再加上缺乏運動，小胖子人數快速增加，慢性病提早報到。看到這些新聞，你不擔心嗎？該是採取行動的時候了。

問題是，我們的成年人也好不到哪裡去，多得是「不知不覺」的人，八成的人健康意識不足，不懂得、也無能力做好養生保健。我們傳統教育注重生活技術的傳授，卻忽略了生命本質的維護。即使資優班的學生也不懂得怎麼照顧自已，但無法苛責他們，因為他們的家長和老師們大多不僅不懂養生保健，而且根本不在意。這是作者在某明星中學擔任家長會常委的親身經驗，真的很為下一代的健康擔心。

喝好水就如同呼吸新鮮空氣一樣，除了滿足身體最重要的需要，也是改善現代人健康最迅速有力的方法。各種科學報導都顯示現代人的身體中缺水又缺氧，無法滿足生命的基本需要，於是各種無名疼痛、困倦無力、查不出的怪病很多。其實，固本培元之道就在於滿足生命的根本需要，身體才有自保和自癒的修護再生功能。

研究好水的品質，自然就想到長壽村的水，想要改善水質，師法自然之道，就是設法在大都會中複製長壽村的水。當筆者發現康達博士和弗拉肯博士對「青春之泉」數十年鍥而不捨的探討研究，如遇知音，心中歡喜不已，特此願意寫書報導他們的偉大發現，分享健康的根本大法。

在《正確喝出好水的能量》一書中，筆者特別介紹了「青春之泉」含有帶負電的膠質，稱為「生物體的觸媒」，可以滋養及強化生命的微小顆粒，而更詳細的報導其生化和物理特性，正是本書的重點。

弗拉肯博士發現「青春之泉」中帶負電的膠質，就是類似氫化矽膠的固體負氫離子物質。

有三位日本科學家先後做了許多固體負氫離子的複製和臨床方

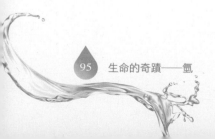

面的研究。及川胤昭博士是名古屋大學理學博士，為生殖免疫學的權威，曾任美國夏威夷州立大學副教授。阿部博幸醫生，曾任日本冠疾患學會會長，以及內藤真禮生醫學博士，他們都分別發表了關於負氫離子食品的臨床試驗論文。

大自然中的負氫離子

雖然在化學教科書中很少出現負氫離子，但在宇宙、地球大自然中和人體內，都有負氫離子的存在。

存在宇宙中的元素有百分之九十的氫，而地球能量的來源——太陽，約由百分之百的氫所構成。太陽爆炸性的能源來自氫，氫在極高溫的太陽是以H^+、H、及H^-共存的等離子狀態。人體的百分之六十三也是由氫所構成，可見氫是宇宙間最小、最輕、也是最多的

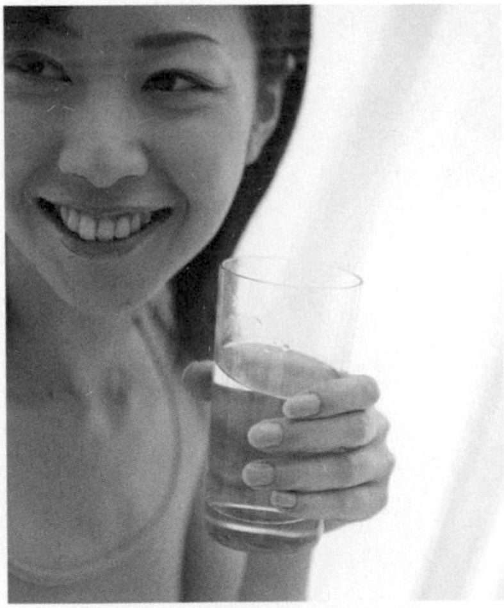

喝好水就如同呼吸新鮮空氣，除了滿足身體最重要的需要，也是改善現代人健康最迅速有力的方法。

元素。

估計地球的年齡已有四十六億年。在太古時期，地表溫度高達攝氏四百至九百度，地球表面到處是岩漿，而當時地表的氣體中百分之九十是氮氣，還有百分之十的氫氣，氧氣還未出現。由於地表處於高溫無氧的狀態，氫氣被解離成離子，此時負氫離子被岩漿的礦物質所吸收，而安定存在岩層中，漸次、點滴釋放在天然好水中。科學家相信，「青春之泉」和世界某些號稱有治療效果的泉水，其中的負氫離子膠質就是來自太古岩層的釋放。

負氫離子保健食品

負氫離子保健食品的產生也是師法自然的成果。在高溫和高壓的無氧還原狀態，模擬太古時期，氮氣占百分之九十、氫氣占百分之十的條件，使氫氣解離為等離子體H^+與H^-。在爐溫恢復為常溫的過程中，以高山出土的珊瑚鈣（Coral Calcium）來吸收游離的負離子，成為$Ca[H^-]_2$，製成了在常溫下安定的負氫化合物，就是珊瑚鈣負氫離子保健食品。當食用時與水接觸會解離成 $2H^-$ 與 Ca^{++}，釋放出的負氫離子可被細胞和組織吸收、利用。

以上所述負氫離子食品的製造方法是根據日本的文獻報導。美國科學家弗拉肯博士是第一位製造出此一神奇化合物者，所用的方法溫度較低，據了解，所釋放的負氫離子的能力較佳。

珊瑚鈣氫離子食品加在水中，可在八至十二小時之間不斷地釋放負氫離子，供身體利用。其負氫離子濃度可以達電解水的兩百倍。

該類食品使用高山出土的珊瑚。許多高山在久遠的年代都曾經潛藏在海洋底，埋有大量的珊瑚，內含十多種的礦物質和微量元素，也是良好的鈣和微量元素的補充品，而且不牽涉珊瑚保育的問題。

氫氣幾乎不溶於水，一般水中的氫含量只有〇・五至一 ppm，就是不到百萬分之一的濃度，而且並非負氫離子。所謂電解離子水，只有氫氧離子（OH^-）和正氫離子（H^+），並沒有負氫離子（H^-）。

負氫離子的優越性

所謂抗氧化物，就具備了還原能力，遇到自由基或活性氧，會釋出電子來滿足自由基或活性氧的需要，中和其毒性，一般的抗氧化物只有能力釋出一個電子。

氫原子（H）也是具備還原能力，一個原子只有一個電子，抗氧化時只能放出一個電子。負氫離子（H^-）擁有兩個電子，遇到自由基，可先釋出一個電子，成為氫原子時，仍然具有釋出另一個電子的能力。因此，與一般抗氧化劑相比，負氫離子有兩倍的還原能力。

另一項優點來自氫離子的輕原子量，與其他抗氧化劑相比，負氫離子的確小得太多了。氫的原子量是一，分子量也只有二。常見的抗氧化劑，維生素C的分子量是一百七十六、維生素E是四百三十一、兒茶素是二百九十、輔酶Q_{10}是八百六十三。可見分子量的大小相當懸殊，每個分子無論大小，抗自由基時都只釋出一個電子。因此，在同等重量的情況下，分子量越小的分子，數目越多，所能釋放的電子數目就越多，理論上抗氧化能力越強。

各種抗氧化劑的性質和功能都未必相同，維生素C和兒茶素是水溶性的；而維生素E、胡蘿蔔素、薑黃素、輔酶Q_{10}都是脂溶性的，其抗氧化的部分不同，都有其需要性。油溶性的抗氧化物能保護細胞膜和油脂；水溶性的可保衛血液、體液、細胞液，減少自由基的傷害和攻擊。

分子大小，會影響其功能，如輔酶Q_{10}可以進入細胞粒腺體中工作，卻無法通過腦血屏障進入腦部。負氫離子非常小，可以輕易進入每個細胞，包括腦細胞。腦細胞很活潑，在高脂質含量高的大腦中，又需要血液輸送大量的氧，是容易被自由基攻擊的危險部位，傷害大時會造成痴呆，長壽就失去了意義。想要長壽的人，腦部保健十分重要；一輩子都能夠反應敏捷、頭腦靈活、耳聰目明，活著才有尊嚴，有意義，享受樂在工作的歲月才得以延長。

與其他抗氧他劑比較，目前負氫離子食品安全性最佳。遇到活性氧或自由基，負氫離子送出電子達成還原的任務後，本身最後與氧結合產生水，此乃沒有毒性的最終產物。其他的抗氧化劑在送出電子後，本身會變得較不安定，成為類似毒性稍弱的自由基；如果無法排出體外，在體內仍然屬於不穩定因子，具弱毒性，量大時不利健康。負氫離子食品沒有這樣困擾，而且分子極小，還原能力卻最大，又能進入所有身體細胞，作用範圍最廣，十分難能可貴。

除了這些優點之外，負氫離子還能提供氫離子給細胞的粒腺體製造能量，同時協助脂質燃燒，可減少體內脂肪的比例，有益健康和儀態。

優良的能量來源

細胞雖然小得眼睛看不見，但在高倍數的電子顯微鏡檢視之下，細胞的複雜性如同一座城市，內有化工廠、能源廠、運送車輛、巨大的遺傳密碼儲存庫、生命物質製造廠、水和營養通道、物質進出的管制所、信息接受和傳送單位等，以做好細胞之間的連絡溝通工作。身體近百兆的細胞守望相助，合作無間；試想想：一個如此小的細胞能有這麼多複雜神奇的功能，實在令人歎為觀止！

沒錯，細胞做到了，每個細胞以及所組成的身體，都是宇宙的奇蹟，也都是個小宇宙，和大宇宙相互呼應。筆者當年讀台灣大學時，對解釋生命現象的生理和生化感到不可思議，遂下決心一定要弄清楚；而直到四十年後的今天，仍然有一大堆的疑問猶在探索中。真的！生命真是太神奇了，科學昌明的今天仍然所知有限，我們面對生命，真的必須感恩、謙卑，並心存敬畏。

「肌肉是脂肪的焚化爐」，這就是為什麼男性瘦身比較快的原因，男性身體比例中肌肉比女性多許多，所以能夠燃燒的脂肪比較多，運動後的瘦身效果也較佳。

肌肉細胞內製造能源的粒腺體特別多，所以每天產生的熱量也多得多。凡是運動到腿部的活動，燃燒的熱量特別多，因為腿部的肌肉是全身最大塊的，所以跑步、游泳都是消耗熱量多的運動。

一個小細胞中竟然有成千數百個粒腺體，不斷地擔負製造能量的工作。身體內會產生熱量的營養素，如醣類、油脂、蛋白質，都分解成小分子之後，進入粒腺體中，以檸檬酸循環產生能量，儲藏在高能量化合物ATP中。ATP被稱為「能量現鈔」，需要時可放出熱量供身體使用。ATP具有高能量的磷酸鍵，放出一個磷酸鍵後本身變成ADP；再放出第二個磷酸鍵，又變成AMP。

粒腺體在細胞中是能源製造中心，猶如汽車引擎一般，其使用的燃料就是負氫離子。身體攝取的食物，經過酵素分解，再與呼吸得到的氧進行氧化（類似體內緩慢燃燒）及酵素反應；食物提供的氫，製造負氫離子（H^-），會供給電子，最後在粒腺體中製造了儲存能量的ATP，隨時可以

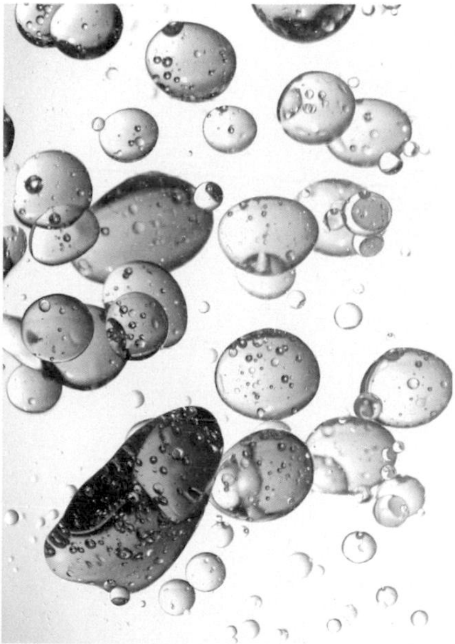

一個細胞中有成千數百個粒腺體，粒腺體在細胞中是能源製造中心，猶如汽車引擎一般，其使用的燃料就是負氫離子。

放出能量供身體之需。以上的資訊，在一般的生化課本中都看得到。

負氫離子食品就能夠釋放更多的電子，讓粒腺體製造很多的ATP，這就是為什麼攝取負氫離子食品後，精神會變好，減少了疲勞感覺的原因。

為什麼老年人容易累？

身體老化時細胞總數和細胞中的粒腺體數目都會顯著減少，酵素的活性也會下降，製造的能量化合物ATP也自然顯著減少，因此老年人會感到精力衰退，一年不如一年。

年輕人的身體細胞總數約六十兆，開始衰老時，每天會減少十億個，每一年約減少三千億至四千億個細胞，因此到六十歲時，身體細胞還有四十五兆個左右，大約減少了四分之一。

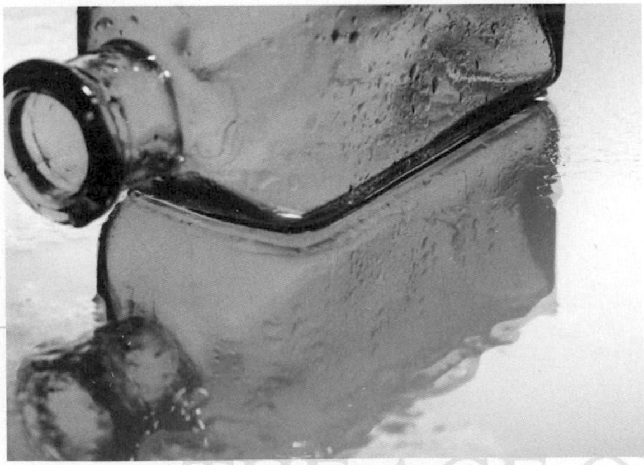

任何方法只要能降低自由基或毒素等對細胞和粒腺體的傷害，都有可能因而減緩細胞和粒腺體的凋亡，也可能延長壽命和健康年齡，生命才有喜樂而不只是負擔。

細胞中的粒腺體會受到活性氧或自由基的攻擊而耗損，數目也會隨著歲月的流逝而下降；細胞製造酵素的能力也因年齡的增長而降低。所以老年人精力衰退乃自然現象。如果平日多注重營養、保養和修養，同時多補給容易缺乏的營養素、酵素、核酸、負氫離子食品等補充品，老化現象都可能得以延緩。

可能減緩體細胞的減少嗎？

人為什麼會生病、衰老、死亡？重要的理論之一，就是毒素累積的說法。老祖先相信經絡阻塞、臟腑功能失調；今天的科學證實自由基過多、重金屬或脂肪屯積，都會使細胞和組織喪失功能，甚至失調凋亡，造成體細胞快速減少，迫使人體邁向衰老、死亡。

前文曾敘述任何動物，從人類到果蠅，吃得少（約七成飽）都能延長壽命。飲食限量的動物，身上的代謝毒素都會相對減少。當消化負擔不重時，身體才有餘力從事自體修護、自癒、自保，甚至再生的可能。

任何方法只要能降低自由基或毒素等對細胞和粒腺體的傷害，都有可能因而減緩細胞和粒腺體的凋亡，也可能延長壽命和健康年齡，生命才有喜樂，而不只是負擔。

增加身體的含水量可防衰老

老化現象之一就是身體含水量減少，由年經時的百分之七十水分降低至百分之五十五或五十。身體含水量減少後，骨骼關節內的軟骨液也下降，大部分的老人都會因而變矮或變輕。尤其是喜愛喝濃茶、飲料、酒類而少喝白開水的老人，因為酒類和飲料中多含利尿成分，造成水分流失，體內水分可能慢慢地降低百分之五之多。如果有方法阻止或延緩身體水分的流失，是否能夠改善身體機能延遲老化？將是下一節探討的重要內容。

延緩衰老與水合作用

你也許從未聽過「水合作用」（hydration），或者「比較濕的水」（wetter water）？其實不難瞭解其意義。因為你一定熟悉「脫水作用」（dehydration），就是體內的水分不足以滿足需要。「水合作用」正是「脫水作用」的反義字，表示增加身體的含水量至理想狀態。看得懂兩個名詞的英文部分，就很容易瞭解其原意了。

大家都知道長期喝水不夠的人，身體處在脫水狀態，容易便祕上火。當許多廢物進入血液，血液就會又髒又濃，造成循環不佳，衍生出許多病痛，如偏頭痛、各種痠痛、高血壓、過敏、疲倦、氣喘、胃灼熱等。久而久之，甚至關節疼痛、背痛、心絞病、膀胱炎等也都可能發生，其根本原因就是，身體和細胞缺水了。如果不管病因，把每個症狀都用西藥來壓制，長期吃藥的結果，把問題複雜化了，還必須忍受藥物的副作用。

維持身體潔淨平衡的簡單方法就是大便、小便和汗腺都十分通暢，把身體的廢物帶走。只要沒有心臟病、腎臟病、水腫、身體沒有排水的問題，就可以適量多喝水。

尤其早上剛起床時的第一杯水更是重要，可減少中風的發生，常被稱為「養生救命水」，可降低血的黏稠度，並預防很多病痛。

既然長期脫水會引發疾病，如何讓細胞和身體組織都

水的祕密 喝多少水才夠？

有兩種計算方法：

1.依體重計算：每一公斤體重需四十毫升（也稱為CC），例如七十公斤的人，要喝二千八百毫升。

2.依食物的熱量計算：每一大卡的熱量需水一毫升，因此男性約需二千五百毫升、女性約二千毫升。

夏天、勞力工作、運動量大者，只要心臟和腎臟功能正常可多喝些水。

有足夠的水分，就是「水合作用」。要達到此一水合境界，不只水的量要夠，水的品質也必須良好。前文提到長壽村水的十項重要條件，其中所說的水分子團的大小、水的表面張力等，都與水的滲透力和附著力有關。好水的水分子團要小、表面張力要低，水的滲透力和附著力才夠強，才能快速進出體內的所有細胞，並能留在細胞內。

水是身體最主要的成分，年輕人體重的七成是水，老年人也過半。有沒有想過，身體為什麼需要這麼多的水分？

水在體內有全方位的功能，所有的代謝反應都在水中進行，水運送養分到每個細胞，又把廢物運出、甚至排出身體；水也負責傳送生命信

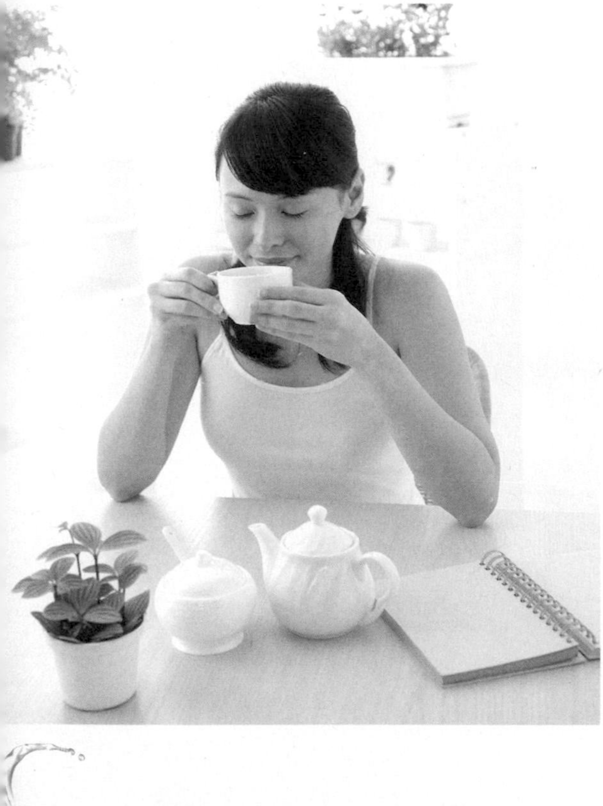

「比較濕的水」，在體內很容易吸收、利用、自由、快速地進入細胞和組織，滿足其水的需要，這也就是「水合作用」。

息給所有細胞，各種荷爾蒙都靠血液運送，而血液的主體就是水。

因此可以理解，水必須能夠自由快速進出細胞，才能達成任務。如果身體缺水或水的品質不好，就會影響所有細胞的功能，需水越多的組織受害越嚴重。腦部就需要大量的血液供給氧和養分，身體脫水時，尤其在食用大餐之後，血液集中在胃腸幫助消化，常引發缺血性頭痛，這時候喝兩杯水就可以緩解。

水的品質和量同等重要，「青春之泉」的優點在於水的品質特佳。除了前面討論的低氧化還原電位、豐富的微量礦物質等，低表面張力也是非常重要的特性。「青春之泉」的水分子團小，水分子間的內聚力變小，此時水的表面張力也相對變小，水的吸附力和滲透力因而增大，進出細胞較自由、快速。所以「青春之泉」也被稱為「比較濕的水」（wetter water），就是因為較強的吸附力的緣故。

可以做個簡單的實驗，把畫國畫用的宣紙裁成長條，把一端放進水中，可測量水的吸附力，吸附力強的水在宣紙上爬升得比較快速。你可以準備不同的水做測試，如純水、自來水、純水加一點鹽或水溶性的礦物質等。

水本來就是濕的，「比較濕的水」聽起來有點可笑，其實也很傳神。在本來品質就不錯的水中，加少許的氫化矽膠（大約二百五十毫克／每公升），混合之後，很快地，水的表面張力就下降了，同時增加了吸附力和滲透力。喝過這種水之後，在體內很容易吸收、利用、自由、快速地進入細胞和組織，滿足其水的需要，這也就是「水合作用」。

簡單的一滴血試驗可以作證，喝優質好水之後，原本重疊或成串的紅血球就會一個個分開了，增加了紅血球的總表面積，其功能也因而增加。「青春之泉」既然如此美妙，如果能在都市中複製該有多好？這就是本書的目的，請看下回分解。

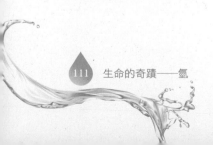

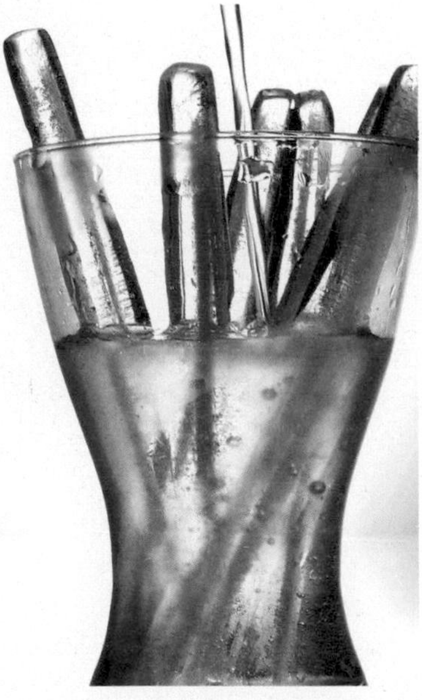

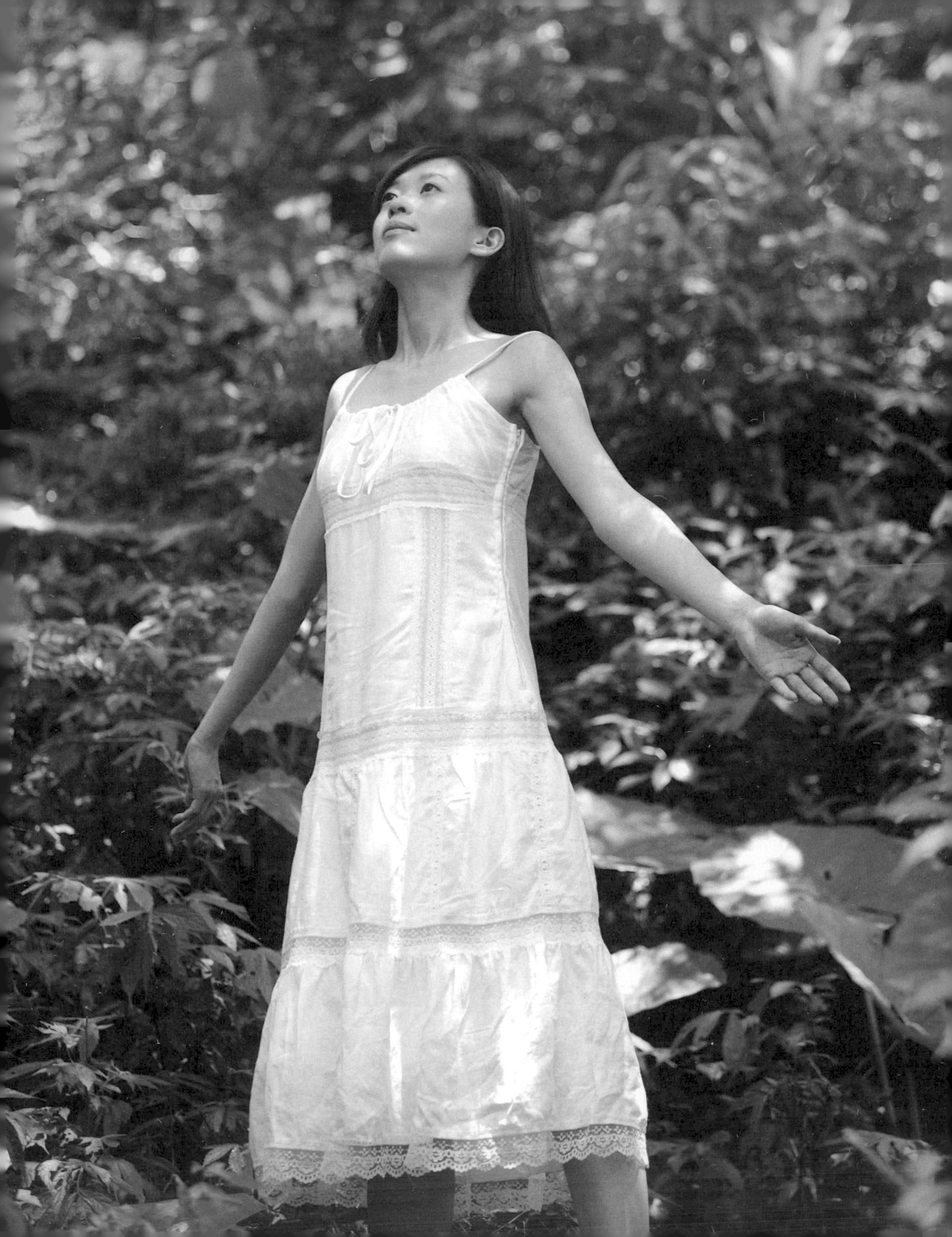

Part 4

氫・健康・疾病

俗語說：「張飛也怕病來磨。」人正在生病時，最能體會這句話的意義。人病得越久，生命力越弱，越會懷念當年健康歲月，巴望著趕緊恢復健康。奇怪的是，越心急的人好得越慢，反而常保心平氣和的人康復得快。

近二十年來，自然醫學與中醫又漸受重視，連世界衛生組織（WHO）都鼓勵這些古老的醫學發揚光大，甚至更積極地提倡健康促進（Health Promotion），已超越了未受重視的預防醫學的觀念。

自然醫學、中醫與現代西醫應該和平共存，功能互補。宏觀和微觀、哲學與科學常是一體的兩面，有互補性的協調作用。

西醫在急症、創傷、手術方面的確有其顯著功效；而自然醫學和中醫在固本培元、轉弱為強和慢性調理方面累積了長久的經驗，有其貢獻。兩者各有所長，使用得當，都能造福人群。問題常在人的貪念，所以醫德和醫術同等重要，絕不可把病患當成搖錢樹，如此不仁不義，會落入因果報應。

看一看現實面，新聞報導台灣的生病老人平均吃六種藥，美國老人吃四種。美國的藥理學證實，吃一種藥會有百分之四的副作用，吃三種藥就會增加為百分之二十五，吃四種藥的副作用更高達百分之五十。凡是藥，都有副作用，對身體是陌生的東西，使用不當可能會引發新的疾病。台灣地區的老人，常會久病不癒就不難理解了。舊病沒好，新病又患，不僅失去了生命的樂趣，反而加速了衰老。

藥物的設計常常都是為了控制疾病的症狀，不是為了治癒疾病，若只想製造長期吃藥的病人，起心動念就錯了。

一九九五年美國的臨床發表八種醣質營養素的抗病毒效果，竟然比抗病毒藥高一千倍；二〇〇四年澳洲分子科學研究所也證實，八種醣質營養素比抗病毒藥效果更顯著。為了人類福祉，醫學的重點要轉移到多用自然、簡單、有效的醫術，如此才有資格說是照顧病人。

台灣現任的中央研究院院長翁啟惠，就是國際知名的醣類合成與功能性研究的專家，相信此一領域將有重大的發展。希望未來的藥物研究不再以賺錢為目的，能夠幫助社會解決健康問題，自然就名利雙收。

古人尋找長生不老藥，如同大海撈針，機會渺茫。如今有了科學檢測儀器以及延緩衰老的專業知識，機會已經大增。如果能夠控制心血管疾病和癌症，人類的平均壽命至少可以再增加十歲。

英年早逝乃人生大不幸

蘋果電腦執行長賈伯斯五十六歲癌症過世；溫世仁先生五十五

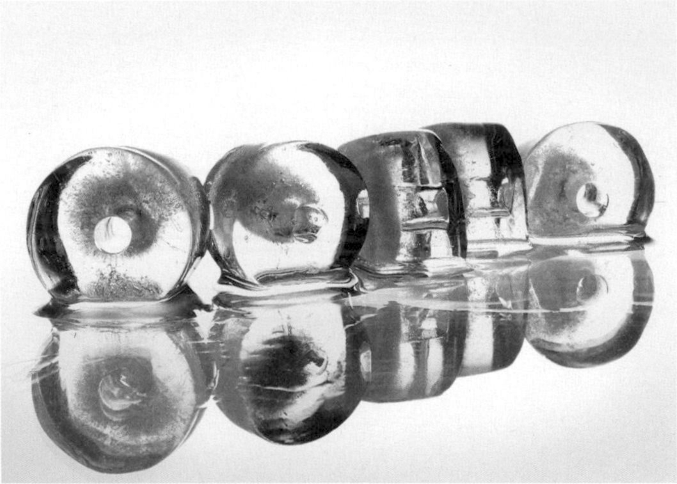

藥物的設計常常都是為了控制疾病的症狀，不是為了治癒疾病，若只想製造長期吃藥的病人，起心動念就錯了。

歲中風過世；名作家趙寧博士因罹患胆囊癌過世，享年六十六歲。看到報上刊載他生前全家福的照片，令人鼻酸。因為趙媽媽當年已八十多歲，白髮人送黑髮人，情何以堪。何況趙博士五十歲才結婚，妻子年輕，三個孩子尚年幼，都是最需要父親時。可見一個人的逝世，常有深遠影響。

筆者在美加留學時和趙家兄弟理念接近，曾一起辦活動，服務新僑。和趙家兄弟趙寧、趙靖、趙怡都熟，曾應邀至趙家作客，對趙媽媽的熱情待客有良好深刻印象。趙博士就任佛光大學校長時，曾邀請筆者前去觀禮，當時筆者已擔任過九年大專校長，曾送他處理校務的八字真言「態度溫和，立場堅定」。如此有才華的一位老友過世，令人不勝傷感。祝福他的家人能平安度過難關。

重症病人也有幸與不幸，名人蘇起博士十多年前罹肝癌，西醫治療後由妻子陳月卿女士的食療和妹妹蘇永安博士的中醫養生輔助，蘇起博士早已恢復健康，並擔任繁重的要職。

重症病人的心態、養生的主張、醫療方法的選擇、求生的意志力、以及家人和親友的支持等，都是影響病情發展的重要因素。得重症的人，剛得知不幸消息時，心中不免慌亂，但必須很快地鎮靜、祥和以對，才有助於選擇最佳因應之道。把每一病痛都看成人生的一項功課、一次認識自己的學習之旅，並在病痛中有所啟發和成長。瞭解生病的原因、知道改善之道、自己是否曾經正確地善待自己？曾經犯過那些錯誤？願意和自己的身體溝通、道歉、和解。自己的身體如此努力地工作以維護健康，是否得到應有的足夠的愛、關懷與支持？若能如此，病痛只是糾正我們生活和習慣的一個警訊，懂得如何做健康的主人而非敵人。

隨著人生歲月，自己的身、心、靈都得以成長和滿足，得以完成這輩子的使命和必須修習的學分。

如何維護良好的健康？

人體有身、心、靈三個層面，相互影響和支持，成為一個分工精細又合作良好的整體。人體也可以用質量、能量和信息來探討，就比較容易瞭解，不會複雜得無從著手。

宇宙中唯一的不變就是變，身體孕育自大自然，是大宇宙中的小宇宙，會隨著大宇宙的變動而改變。身體有眾多的功能，必須維持在一個大致平衡的狀態。

依照世界衛生組織（WHO）的定義，一個人的健康必須身體、情緒、社會功能都處於良好狀態。所以，一個健康的身體不僅是沒有病痛而已，還必須是處在和諧平衡的狀態下。

本書礙於篇幅，無法做身、心、靈全方位的深入探討，只能把重點放在維護身體的健康方面，幸好坊間談論心和靈的書籍也很多，是現代人也必須關注的領域。簡單地說，一個有信仰、守戒律規範、又能夠常保持情緒穩定的人，身體所遭受的干擾較少，比較不會生病，較容易維持在健康的狀態。

現代社會飲食多元而豐富，注重美味和方便，飲食失去了原貌，經歷了太多的加工、精緻化，又加入了上萬種的添加物。飲食過度人工化的結果，造成身體代謝失衡，於是胖子和慢性病人越來越多。只滿足了口欲，未能滿足身體六十兆細胞的需要。

健康之道其實很簡單，只需滿足營養需要、排除毒素、常快樂開心。可是知易行難，要拒絕各種美食誘惑，忌口並不容易，如果接受斷食療法就更難了。「人生不如意事常八九」，現代人的匆忙

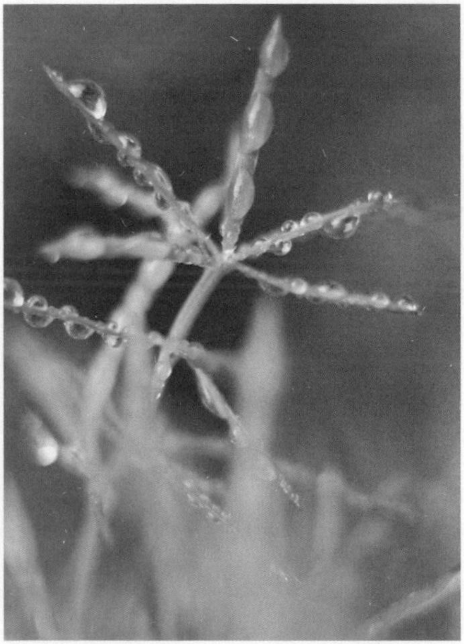

健康之道其實很簡單，只需滿足營養需要、排除毒素、常快樂開心。

和各式壓力的生活，想要表現得無憂無慮、開心快樂，也要有相當的修養才行。

市面上的保健食品這麼多種，到底哪些是我們每天需要的？相信現代人進入保健食品店，面對琳琅滿目的商品時，還真不知從何挑選起？如果能夠真正瞭解自己身體的需要，就簡單多了，只要選擇能夠滿足自己的食品組合就可以了。

保健食品與藥品不同之處在於功效較廣，目的在使身體回歸正常，安全性高，吃多一些也少有副作用；不僅能夠滿足身體的需要，又有調節細胞功能的效果。

看過了前一篇內容對「氫化矽膠」的介紹，你一定對其多方面的功能表現印象深刻。

十多年來，已有百萬多人使用過氫化矽膠，所累積的臨床報告和使用者個人見證相當可觀。效果好又無副作用，美國和日本的很多位醫生都願意使用，而且處方給他們的病人使用。

就如同行動電話的電池，每隔幾天就必須充電似的，我們的細胞和身體都具有電場，除了營養素外，也需補充電子。電池和細胞的英文字都是CELL，意味著每個細胞都發揮著小電池的功能，也需經常充電。人體在靜坐、休息、睡眠、吃進的食物、正面的情緒，以及直接補充負氫離子食品等，都能幫助身體充電，細胞也會經由粒腺體產生更多的能量現鈔ATP，隨時可以提供身體動能和熱能。

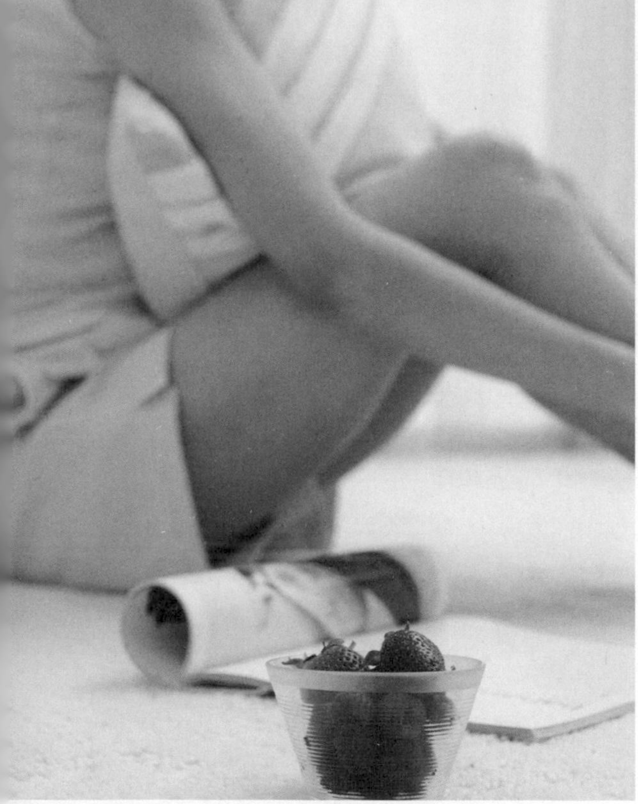

負氫離子促進健康

負氫離子食品的研發概念來自長壽村水中帶負電的膠質。經過美國天才科學家弗拉肯博士研發製造成功之後，日本的科學家和醫生們也很快地跟進，研發出了類似的產品，服用者的健康很快得到了改善。在此，筆者選擇一些有趣的例子供讀者參考，這些實例分別由日本的理學博士及川胤昭和醫學博士內藤真禮生醫師在公開場合發表。

促進脂肪代謝

肥胖者的體型大致可分為中廣的蘋果型（男性較多）和豐臀肥腿的下半身肥胖型，又稱水梨型（女性居多）。前者對健康比較不利，因為內臟脂肪太多對代謝影響較大，容易引起高血脂、高血壓和高血糖。有這些症狀之後，心肌梗塞和中風的機率都會大大增加，不可掉以輕心。

至於全身性肥胖和臀腿肥胖，多肇因於皮下脂肪太多，會影響個人儀態，對代謝性疾病的影響不如蘋果型的人嚴重。因此，腰圍與臀圍的比例大小直接和健康有關。男生腰、臀圍之比必須小於九比十，而女生應小於八比十才算健康合格。因此，國人應該發起把腰圍找回來的運動，以減少慢性病的發生。

有位四十歲的日本女性，因不孕症治療引起荷爾蒙失調，體重由六十公斤增胖至一百三十公斤，又降至一百一十一公斤，此時身體質量值（BMI）是三十八・四（正常值為十九至二十四），內臟脂肪和皮下脂肪都是正常值的三倍。她先接受飲食控制，四個月瘦了十二公斤後就減不下去，有復胖的可能，內臟脂肪也減得很有限。為了突破瓶頸，她開始接受負氫離子食品，每天約一・五公克，約六個月後，再度下降了十三公斤，令人吃驚的是，所減掉的大部分都是內臟脂肪。

比較之下，該女士的皮下脂肪減少得有限，約百分之二十五；而內臟脂肪竟然下降了百分之五十六，恢復到正常值，腰身又難得地出現了。

筆者個人體驗負氫離子食品的瘦身效果，確實會減掉鮪魚肚，也就是內臟脂肪。若想成功仍須忌口，吃較清淡的一般飲食，每天維持大吃大喝，減肥是不可能成功的。

負氫離子食品可以提供電子，活化細胞的能量代謝，在飲食熱量不增加的情況下，燃燒內臟脂肪。但是，也有可能消耗能量之後反而刺激了食欲，吃吃喝喝之後，體重就可能不降反而增加了。

活化身體的能量代謝十分重要；活力增加、精神變好對中老年人而言，就是年輕化的象徵。然而，瘦身並非負氫離子的主要訴求，而且必須在限制飲食之下效果才會較好。

促進體能、消除疲勞

攝取負氫離子補充品之後，最常聽到的見證就是不再像以前總是感覺疲倦，精神和體力都顯著改善不少。

每天忙碌的家庭主婦、運動員、公務員或勞力工作者，在一天的繁忙行程之後常感覺疲累不堪。接受負氫離子飲品一週後，就覺得精神好多了，不再那麼容易疲勞，即使疲累之後恢復體力也快很多，而且昨天的疲倦也不再影響第二天起床時的感覺。

其實，疲勞幾乎是現代人的通病，所以才經常需要喝咖啡、茶、可樂等提神的飲料，這一類的飲品一直占有龐大的市場，歷久不衰，可見現代人有多累。提神飲料的作用大多興奮中樞神經，亢奮幾小時之後常感覺更累，而且這一類的飲料也可能有上癮的問題，容易產生依賴性。

真正的體力勞動者，如在日本有一個焊接工人，整天爬上爬下做焊接工作，無論是盛暑或嚴冬，都需整日勞動。下班後已明顯體力不支，假日更是整天昏睡，早上起床需掙扎半個小時。丈夫工作如此辛苦，妻子也感同身受，很痛苦。當醫生提供他負氫離子補充食品後，情況有了顯著的改善。工作勞頓後體力恢復速度快，假日也不必整日昏睡，體能有時甚至感覺彷彿年輕了十歲。

顯然由細胞內激發能量的食品優於刺激中樞神經的飲料，自然又無刺激性，且由內而外地製造身體需要的能量，來滿足身體基本需求，乃較佳的選擇。

輔助癌症治療

無論是化療、放療或手術都有副作用，對身體有一定程度的傷害，病人也需體力和意志熬過痛苦時間，中藥和自然療法常被用來作為輔助療法，協助病人度過難關。

日本醫生曾經觀察接受負氫離子食品的癌症病人表現，包括子宮頸癌、卵巢癌以及全身移轉的末期癌症患者等。由於癌症的致病原因複雜，環境、飲食、抽菸、壓力、情緒等都是重要因素，治療很不容易。及川胤昭和內藤真禮生兩位醫師認為，有優良抗自由基能力的負氫離子，應該可以預防因過多的自由基傷害所造成的癌症。在癌症治療過程中服用負氫離子食品，可能可以幫助病人有較佳的體力，度過痛苦的治療過程，而且降低治療的負作用，甚至延長患者生命。由於觀察的病人人數並不夠，因此尚無定論。

主流的癌症治療，幾十年來進步不大，總是一味追殺癌細胞，非殺光不可。等到以毒攻毒的療法滅掉了癌細胞後，病患所承受的副作用和苦痛，已送掉了患者半條命，常感覺生不如死。求生意志沒了，預後自然不良。

在先進國家德國、美國、日本對癌症治療的主流醫學中，德國和日本較能接受草藥、中醫、音療、保健食品等輔助療法，可以增加病人的免疫能力，降低噁心、口腔潰爛、脫髮、疲倦、疼痛等副作用，比較容易度過整個療程。

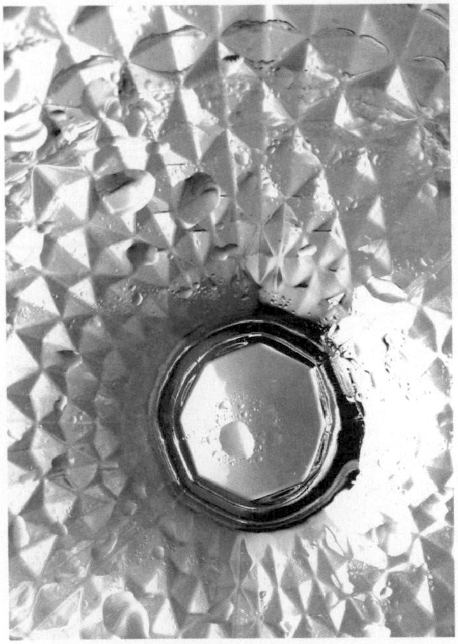

由細胞內激發能量的食品優於刺激中樞神經的飲料，自然又無刺激性，且由內而外地製造身體需要的能量，來滿足身體基本需求，乃較佳的選擇。

癌症病患該吃什麼？坦白說並無定論。西醫認為營養要夠，葷腥不忌。養生專業人士則主張吃純素或蛋奶素，至少應多素少葷，再配合排毒和滋養的保健食品，適合病人的抗病需要。這些諸多主張，顯示我們對癌症的研究不夠，方向可能也不正確；平常就有自我養生主張的人，生病率低，自癒力強，遇重大疾病時也多能逢凶化吉。每個人體質不同，所以要有一套適應自已體質的養生方法，持之以恆必見功效，實在不必跟著流行或養生時尚走。

活化細胞有益健康

幾十年來，花了幾百億的美金也未能戰勝癌症，人類應該學會教訓，趕盡殺絕的對付癌細胞未必有效，反而先傷害了病患的健康，預防癌症應該比治療重要得多，或者能夠控制癌細胞的增殖，使其不會因增殖太快而傷害了其他細胞；甚至如同一些學者所主張的，和癌細胞和平共存。如果有人七十歲發現罹癌，若能維持二十年不嚴重發病，屆時九十歲時已近天年，也就無所畏懼了。

日本廣島大學生命科學系的三羽信比古教授，在試管中實驗氫對舌癌細胞抑制作用。舌癌細胞分別在一般的電解水或加入十倍的氫的水中培養，發現增加十倍的氫之後，抑制了三分之一的癌細胞增殖，證實了無毒性的氫其還原力，有能力抑制癌的快速增殖（二〇〇六年一月二十九日《讀賣新聞》）。

一般的正常細胞約可分裂五十至六十次之後就停止增殖，而癌細胞則不受此限，可以一直不斷增殖。快速增殖的癌細胞，需要大量的氧和營養素，並會排出自由基，傷害周圍其他細胞的生存。

負氫離子是非常優良的抗氧化劑，不僅能減少自由基的產生，又能夠提供電子給細胞的粒腺體，產生能量，活化細胞，最後的產物只是無毒性的水。因此，負氫離子食品可以預防與過量自由基相關的疾病，也有助於病人的早日康復。

抗發炎可預防疾病

近年來各種研究報告顯示，組織發炎是造成各種疾病的重大原因，包括心血管疾病、糖尿病、病風、肝病、腎病、支氣管炎、關節炎、腰痠背痛、口腔病變、經痛、老化、癌症等眾多疾病。控制發炎，就能減少以上的病痛。

發炎現象也與活性氧、自由基過多有關。發炎時，血液中的蛋白質CRP（C Reactive protein）會升高，此現象已被用為身體發炎血液檢查的重要指標。風濕性關節炎和細菌感染所引起的炎症等，都會發現血液的CRP值上升。當免疫白血球反噬菌體遇到病菌和病毒時，會釋放大量的活性氧和自由基來殺菌，常會影響周遭的正常細胞和組織，造成紅腫等發炎現象。

日本的衛生單位曾做過數萬人，長達十一年的追蹤調查，發現CRP值越高，罹患大腸癌的機率也顯著增加。

發炎與活性氧及自由基過量有關。有助於消除活性氧及自由基的維生素C、E、多酚粉、SOD等都有某種程度的效果，而負氫離子的表現更好。

醫學博士內藤真禮生醫師報告了一件有趣的案例，一位八十二歲女性，罹患C型肝硬化已十年之久，血液的尿素氮（BUN）高達六十七mg/dl、肌酸酐也有四·三六mg/dl，都是正常值的數倍，有腎衰竭現象；主訴症狀包括腹水、水腫、食欲不振、全身倦怠感，被預測只有二至三週的壽命。

該女士在醫院接受服用利尿劑和肝庇護劑，並要求她每天攝取四顆負氫離子食品（約一公克量）。一週後，血清肌酸酐數值漸恢復正常，兩週後可以起床用餐，約六週之後腹水消失，八週之後已可外宿，進行復健。再三個月後，病人已出院回家了，情況比預期好很多；病患的肝指數SGOT/SGPT也由一百六十／八十恢復到二十以下的正常值。內藤醫師認為，該高齡病患的康復有些不可思議，已近乎奇蹟。因為肝硬化患者的肝臟細胞會壞死、減少，組織纖維化，這些症狀是無法逆轉的。

內藤醫師又報告了另一位五十七歲男性，罹患「非代償期的C型肝硬化」案例，該病患於國小時曾發生交通意外，手術時必須輸血。於三十七歲時C型肝炎發病，接受干擾素治療，此療法被醫界認為是唯一有效的方法。

病患的主訴症狀為腹水、浮腫、發燒。每週接受三次干擾素注射，六個月之後，肝機能暫時恢復正常；可是三個月之後情況惡化，演變成肝硬化；出現了腹水、浮腫、血中阿摩尼亞增加、肝性大腦症、血小板減少、食道靜脈瘤、發燒等症狀。期間試過多種保健食品，均沒有效果。

之後病患開始接受負氫離子食品，每天二十一顆（約五・二五公克），一個月之後，病況明顯好轉。半年之後身體接近正常，不再倦怠，人顯得有活力，肝指數SGOT/SGPT（IU/L）由一百七十／九十下降為六十／四十，腹水也完全消失。

依照內滕醫師的經驗，肝硬化惡化之後，進入腹積水的非代償期時，一般的營養劑都沒有療效。

如何解釋負氫離子食品的奇妙效果？內滕醫師認為，肝臟是體內最大的生化工廠，各種營養素都在此進行分解與合成作用。負氫離子的加入，讓能源生產機制可以持續運行，生病的肝臟因而漸漸恢復了機能，也許肝臟是負氫離子發揮最大療效的器官。的確，肝臟本來就是各種酵素最活絡，每天必須產生並消耗大量能量ATP的器官。

在各種臟器之中，肝臟乃再生能力很強的器官。當毒素和工作量超過負荷太久，肝功能開始退化，變成脂肪肝，甚至纖維化、硬化；而給予大量的負氫離子後，即中和了自由基，肝細胞就又被活化，呈現自癒和再生的能力。

中日合作醫藥科學研究所在大連醫科大學進行了控制肝臟發炎的研究，比較各種抗氧化劑，控制肝炎的效果，以脂質氧化產生的丙二醛（MDA）為發炎指標。實驗結果證實了負氫離子抑制肝炎的效果，比維生素C和E以及Pycnogenol（松樹皮萃取物）都更好，本實驗以四氯化碳所引起的急性肝炎老鼠為實驗對象。

為了證實負氫離子在血液中去除自由基的能力，由曾經擔任日本冠疾患學會會長和日本心血管造影研究會會長的阿部博幸醫學博士主導研究。以四十五歲至五十八歲（平均五十歲）健康女性為對象，於攝取負氫離子一錠後的三十分鐘、一小時、兩小時和攝取前的血液作比較，以高解析度顯微鏡觀察血液標本中的氧化纖維蛋白量（白色斑點）。研究發現，服食負氫離子食品半小時後，效果最佳；持續兩小時之後效果仍然非常顯著。僅服食一小錠就有如此良好血液抗氧化的效果，十分難能可貴。

另一項委託東北公益文科大學研究所的平松綠教授，研究氫是否在抗老化和老人癡呆方面有功效？以口服負氫離子與只喝水的兩群老鼠實驗，一週之後測量大腦內的氧化脂質丙二醛為指標。口服負氫離子的指標顯著下降，因此證實了負氫離子確實能通過腦血屏障，並且降低腦內自由基的傷害，進而有助於老人癡呆的預防。

組成人體的主要元素所占的百分比如下：氫最多為六十三，氧為二十五・五、碳占九・五，而氮約一・四。氫與氧兩種元素就占了百分之八十八以上，身體含量最多的水分就是兩個氫原子和一個氧原子結合而成。所以我們每天必須不斷攝取氫和氧元素以滿足身體需要，如能維持在平衡狀態，將有益健康。

水的氧化還原電位下降

長壽村的「青春之泉」其氧化還原電位（ORP）在＋100～－100MV（毫伏特）之間，趨向抗衰老的還原水。一般都市自來水，東京市在＋540mV，台北市約＋500mV，皆為電位高的傾向氧化水，因此都市自來水的衛生安全或許過關，但並不符合養生好水的標準。當然，水的氧化還原電位是可以改善的。

以東京的自來水做試驗，原來＋514mV的水，經過加熱至攝氏七十度後用來泡茶。在一百五十CC的水中浸泡一包立普頓紅茶包（Lipton）後，氧化還原電位下降至＋190mV；如果泡的是一包綠茶，電位更降低為＋77mV。泡紅茶之後，再加六十毫克的負氫離子粉末後，氧化還原電位就下降至－75mV的理想數值。一般紅茶屬於半醱酵茶，在醱酵過程中已部分氧化；未醱酵的綠茶的還原能力較佳，然而負氫離子粉末表現了更優良的還原能力。

另一個實驗，檢測負氫離子粉末直接對水的影響。在一杯一百五十CC的東京市自來水中加入了一公克的負氫離子粉末後，原本＋540mV的水，在十分鐘後就快速下降至－33 mV；半小時後下降為－66 mV；一小時至十六小時後測量的電位值在－76至－87 mV及－72 mV之間。不但顯示了負氫離子使水的氧化還原電位快速下降的能力，以及下降之後相對穩定的特質，可以至少維持十六小時，在此期間飲用都可獲益，之後重複的實驗都得到類似的結果。

你一定像我一樣好奇，這樣好的還原水，飲用之後會有什麼變化？口服負氫離子（又稱活性氫）真的能夠減少血中自由基嗎？

在醫院或檢驗室，可用自由基分析儀（FRAS）來測量血液的抗氧化能力，只要在指尖採取少量的血液就可做測試。在此報導兩件實測的案例。

人體本來就具備了抗氧的能力，只是強弱的程度不一樣。

●案例一：其原本抗自由基能力是1187mmol/l（能力很弱），

服用一粒四百毫克的負氫離子膠囊三十分鐘後，再做血液

檢測，抗自由基能力已上升至1813mmol/l，等於提升了百分

之五十三，已接近正常範圍，改善的幅度相當可觀。

●案例二：接受類似的實驗，抗自由基能力由原來的1585mmol/l，升高至1841mmol/l，上升幅度為百分之十六。

人全身的血液約有五公升，吃一粒四百毫克的負氫離子膠囊後，抗自由基能力就有如此程度的提升，效果可謂相當顯著。值得注意的是，似乎原本抗氧化能力較弱者，改善的幅度較大。

近二十年來的科學研究發現，從心血管疾病、癌症、肝炎、腎炎、各種炎症、皮膚病變、白內障眼疾等到腦功能障礙病變，幾乎各種慢性疾病等都和體內長久產生過量的自由基有關，也因此促成

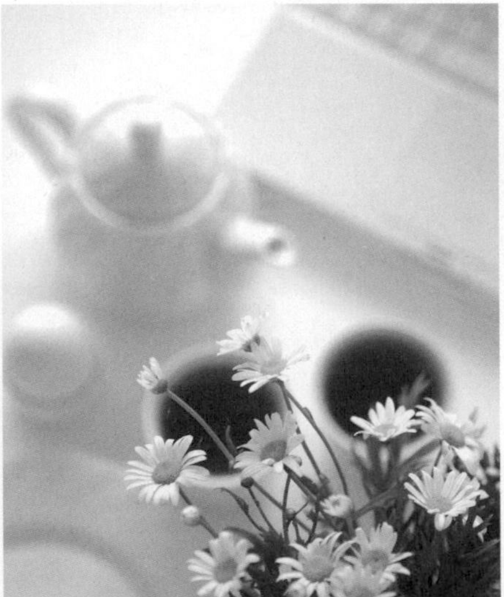

一般紅茶屬於半酸酵茶，在酸酵過程中已部分氧化；未酸酵的綠茶的還原能力較佳，然而負氫離子粉末表現了更優良的還原能力。

各類抗過氧化營養素和機能性食品的盛行。希望服食這些補充品之後，能減少自由基的量，進而控制、穩定或改善病情。

載有負氫離子的「氫化矽膠」似乎是目前已發現的抗過氧化食品中最優良的產品，具有療效性，又安全無副作用。氫化矽膠被定位為輔助食品或機能性食品，並非藥品，以促進健康為主要訴求，不是治病的藥物，因此並沒有大規模的臨床實驗證明對某種病有療效。但有一些醫生的案例報告，雖然人數不夠龐大，且由日本專業醫生研究報導，經其多年的臨床經驗，肯定了氫化矽膠某些顯著效果。

這類服用氫化矽膠的報導還包括了兩例糖尿病血糖獲得控制的病例、兩例攝護腺肥大自覺症狀的改善，以及三例抑制運動後乳酸值上升的研究。雖然都有效果，可惜人數不夠多，僅供參考。

健康的人體處在一種動態的有序平衡動態，生病時期則暫時失序失衡。如能恢復身體有序化，也就是中醫所謂的「致中和」，使人體重新恢復有序、平衡、和諧境界，就等於又重新獲得了健康。

保健食品的功效在於滿足身體基本需要的補充（如各種維生素、微量礦物質等），或者廣泛地協助身體調節機能、回歸正常（如各類中、西草藥）。由於使用者的體質和狀況不同，使用保健食品之後的效果也未盡相同，但屬於生物體的正常變異範圍之內。

養生保健的意義在於鼓勵人們做自己健康的主人，瞭解自己的體質需要，適時、適度滿足需要，調整傾向偏差的體質，使身體整體（身心靈）都能處在有序、和諧、平衡的狀態。自己才是維護健康的主角，醫生只是適時提供專業協助的專家。每個人都宜觀察自己每日飲食和生活起居的缺失，及時予以補償和補救措施，選擇適合自己的保健食品和方法，協助身心靈的整體平衡。

帶有負氫離子的氫化矽膠，經過上述探討其理論、生理機轉、廣效性的效果、百萬人的使用經驗、醫界的肯定以及發明者的傑出背景等，應該是罕見的優良保健食品。

檢測健康好水的最新重要方法

●檢測好水的最新科技PHCS（Pules Health Care System）經絡檢測系統。

●發現

＊負氫離子水可以改善經絡

＊協助身體致中和

●經絡狀況以顏色表示

＊**藍色與黃色**：接近中和

＊**紫色與紅色**：接近病理狀況

●紫色與紅色經絡減少，藍色與黃色經絡增加，表示整體經絡狀況改善，趨向致中和。

飲用「負氫離子水四天後」經絡改善比對圖

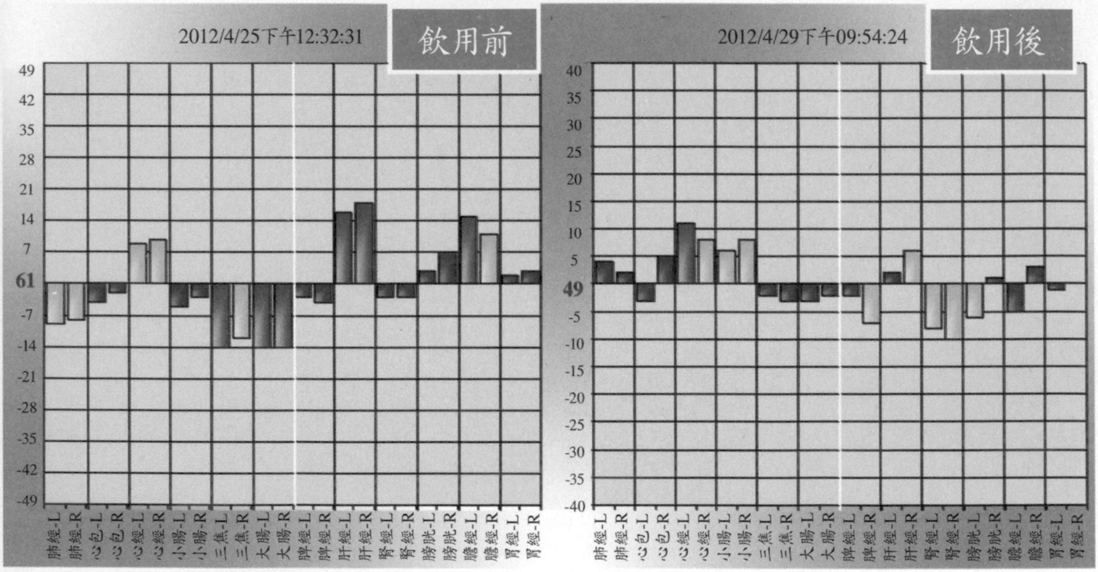

改善——肝經、膽經、三焦經、大腸經

顯示——降低肝膽之火、改善濕熱體質

「負氫離子水」改善經絡比對圖

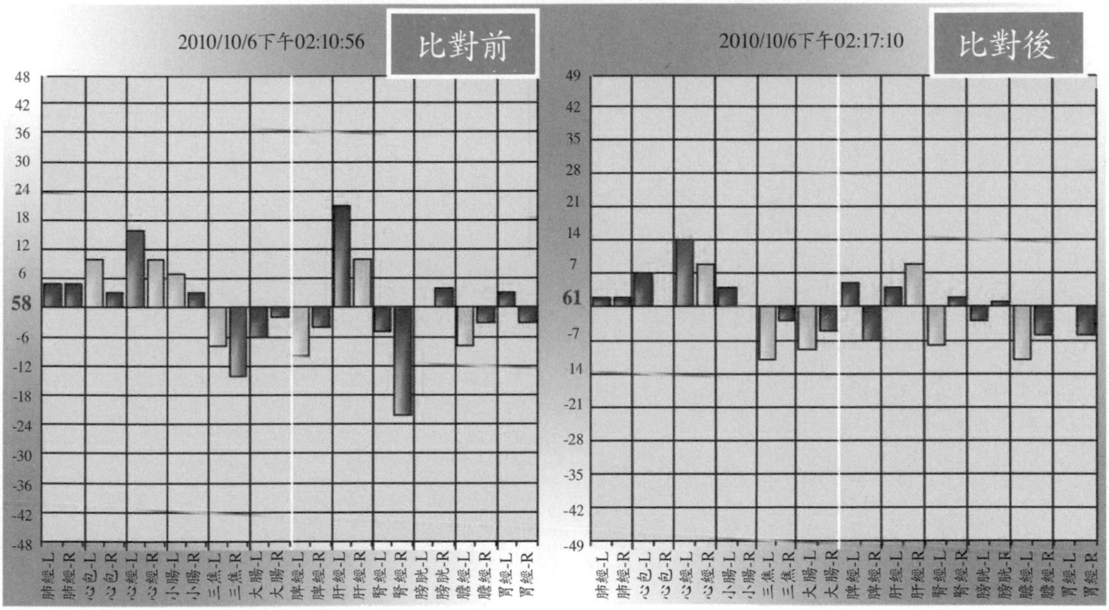

改善——心包經、小腸經、三焦經（右）、脾經、肝經、腎經

顯示——負氫離子水有補陰補陽的優良效果

保健食品的畫時代產物

藥品與保健食品的不同，在法律上分得很清楚。藥品有療效，而保健食品不可以宣稱療效。保健食品如果未經許可（如經過昂貴、繁瑣的程序申請「健字號」）宣稱療效，就是觸法，要受重罰。

「健康食品法」等法規都是人訂的，為了方便管理，許多民眾搞不清楚，常把保健食品當作藥物服用，期盼有立竿見影的療效出現。

當然，西藥的開發很不容易，非常昂貴（可能花費上億美金），也很耗時，常需數年之久。但最後羊毛出在羊身上，病患分擔所有的費用，這就是治療癌症等藥物的藥價都高得嚇人的原因。

對病患而言，只要治病的效果好，大多不在乎醫生開的是西藥、中藥，還是保健食品；不管是療效或功效，能醫好病最重要。當然，也希望能便宜又無副作用。

現代醫生的診所，多陳列有藥物、保健食品和營養素等，只要能滿足病人的需要，哪一種效果最高，就是首選，不必要分得那麼清楚，如此才符合大自然的規範。

站在預防醫學或養生保健的立場，必須關心沉默的大多數——那些「亞健康人」。現代疾病的主流是各種慢性病，常需十年甚至更長的時間才會出現症狀。如果預防工作做得徹底，可以減少很多未來的病人，不僅省下龐大的醫療開支和社會成本，也可以減輕無形的家庭負擔。

日本醫生如丹羽正幸即公開證實，經過他的研究觀察，約六十位患者，在使用大量營養素與保健食品，如薑黃素、亞麻油、膠原蛋白和氫的保健食品後，大約兩、三天後就可以見到效果，比一般的保健食品快。

提供氫的保健品和眾多的優良保健食品，其定位應該在促進健康的領域，改善人們的健康現況，為健康加分，把「亞健康人」重新恢復為滿意的健康，進而遠離疾病。

現代生活有許多致病的因素，如抽菸、酗酒、肥胖等，抽菸者血中的自由基可以比非抽菸著增加百分之六十之多；酗酒者與肥胖者（BMI大於三十）的自由基也遠高於不喝酒和體重正常（BMI小於二十三）的人，在統計學上的差異非常顯著；證實了抽菸、酗酒和肥胖都會產生過高的自由基，如果不加以控制，假以時日，將會發展成各種的慢性病。

先進國家為了全民福祉，應該主動推廣保健的觀念和方法，以促進全民健康、提升生產力、減少家庭悲劇，如此才是大有為的政府。

人生在世「不如意事常八九」，彷彿經常遊走於天堂與地獄之間。平安健康、生活如意之時彷彿在天堂；生重病時就如同下了地獄，拖得越久越痛苦，再加上昂貴的醫藥費和恐懼、憂慮，把一家人也都拖下了地獄。

想一想：當你坐在牙醫的診療椅上，準備接受拔牙時的心情，是否如同身在地獄？「牙痛不是病，痛時要老命」正是最佳寫照。牙痛和其他重大疾病就像「現世報」似的，不注意口腔衛生或忽視養生保健的人都是罹病的高危險群，患病的機率多，康復得又慢。

「人生苦短」，別浪費太多時間在病痛之中；每一次患病都如同一項功課，可以幫助我們學習和

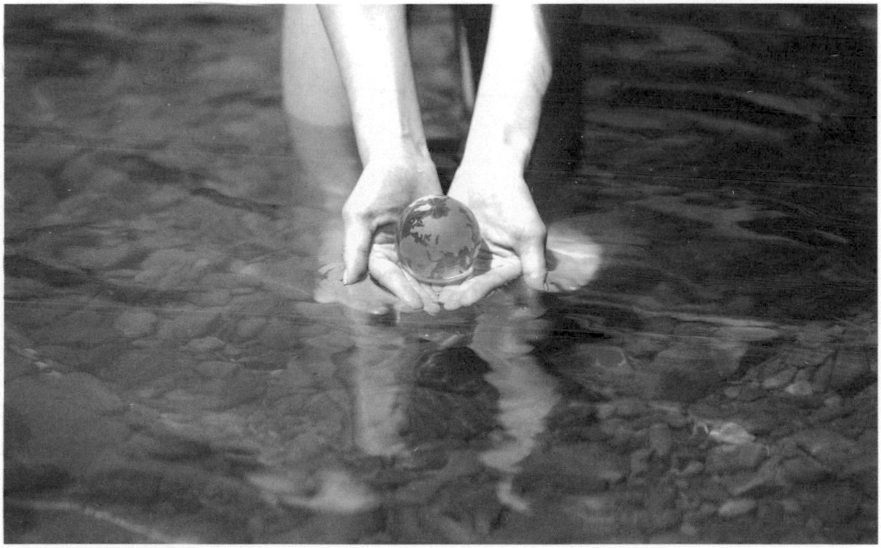

遇到優良的保健食品正好滿足自已的需要，就如同遇到生命中的貴人，要懂得珍惜，善加利用，懷著感恩的心情，效果更佳。

成長。智者則累積自己與旁人（包括古人）的養生保健經驗與智慧，避免不必要的病痛，維持身心靈都在最佳狀態，服務人群發揮生命的光和熱。

健康是人一輩子的最佳投資，回報也非常可觀。我們每天都要關注身體或生命的基本需要，要有足夠的休息、運動、營養、解壓與排泄。適時做必要的充電及補充，也要重視精神生活，人生才有意義。

我們的生命中有貴人也有小人，貴人如同美好的事物、食物、機會，總是給健康和生命加分；小人就如同不良嗜好，如抽菸、吸毒、酗酒、嚼檳榔等，會把我們推向疾病，付出慘痛的代價。

人的一生是多有貴人或者多招小人，往往取決於起心動念之間。有人說：「命好不如運好，運好不如習慣好。」好習慣的養成，來自良好的觀念和行動，必須持之以恆才看得到效果。所以，老師教書也教人，上醫治病也治人。健康的生命態度和生活習慣也可以來自學習，是人生必須重視的課題，可惜太多人只重視名利，追逐流行與物質生活，後悔時已太遲了。

遇到優良的保健食品，正好滿足自己的需要，就如同遇到生命中的貴人一樣，要懂得珍惜，善加利用，懷著感恩的心情，效果更佳。多做利己利人的志業，分享健康的經驗，樂意助人，才能共創健康和諧社會。

負氫離子氫化矽膠的研發具有畫時代的保健意義，其原始創意動機來自長壽村的「青春之泉」中的生命膠質，經過偉大的科學家康達博士、弗拉肯博士的團隊，以及日本的眾多醫學博士的加入研究探討，才能成就並推廣此一優良保健產品，使萬千人受益。

氫化矽膠不只民間用來養生保健，醫界也已在診所中使用，因而幫助了許多病人，累積了可觀的臨床經驗，並在二〇〇七年的五月二十日在日本舉辦了「第一屆氫原子與醫療研究會」的臨床研究討論會。出席者都是日本醫界學歷和經歷皆優秀的精英：檜田仁院長、森吉臣院長、坂田英明醫學博士、內藤真禮生醫學博士，清水富弘醫學博士、矢山利彥院長、丹羽正幸院長等人，並計畫繼續召開第二屆、第三屆……希望能很快累積十次以上的研討會經驗，使負氫離子產品得以在臨床方面能發揚光大。

「第一屆氫原子與醫療研究會」的重大成就如下：

一、肯定了負氫離子保健食品在臨床上的多方面功效。

二、確定此一抗過氧化食品在臨床上不會產生副作用，屬於天然的保健品；甚至肯定為上天的恩賜，身為醫生，有向全世界推廣的社會使命。

三、研究當負氫離子食品與其他保健食品，如褐藻糖膠（fucoidan）或醣鏈類食品同時服用時所產生的協同作用，將使功能更強。

日本醫界對一項保健食品有如此統一的高度肯定與推薦，實屬難能可貴，和筆者的看法也是「英雄所見略同」。

Part 5

重現「青春之泉」不是夢

數年前筆者為了尋找好水的標準，開始研究世界各地長壽村的好水。值得一提的是，「流體力學之父」康達博士歷經數十年的研究，肯定了長壽村民能夠健康長壽與當地的水有密切關聯。長壽村的冰山雪水被譽為「青春之泉」，其水源來自冰河區的地下湧泉，含有帶負電荷的生命膠質，使水混濁，又被稱為「冰河之乳」。

全世界大都會的水質大多不理想，不符合養生好水的條件。能喝到「春青之泉」似的活水，是許多都市養生族的夢想。經過三十年的努力，繼承康達博士的天才科學家弗拉肯博士終於複製成功「青春之泉」中神奇帶負電荷的生命膠質。從此，在都市中飲用複製的「青春之泉」已不再是夢想。可以成為每天享受的飲用水。希望此一超級飲用水，也如同長壽村的「青春之泉」一樣，帶給人們健康與長壽。

筆者的前一本書《正確喝出好水的能量》主要以探討生命活水應具備的優質條件為主，以「青春之泉」所擁有的十項條件為製造或選擇好水的標準。

解開世紀之謎

世人心目中的香格里拉、世界著名的長壽村，都位在偏遠的山麓，是山高水長的世外桃源。由於交通不便，境外的人不易造訪，所以一直維持著神祕的面紗。世人雖然心嚮往之，但也只有少數體魄強健的探險家有幸一探密境，也由於缺乏高深的科學訓練，以致無法揭開長壽村的祕密。

直到康達博士的出現，才看到曙光。畢生從事科學研究，獲得六百多項專利，被尊稱為「流體力學之父」；集智慧、健康、長壽於一身的偉大科學家；外型高大、英俊，最難得的是能夠翻山越嶺，不辭勞苦地親自造訪世界各地知名的長壽村，為科學研究取水採樣，試圖揭開世人長久關注「青春之泉」傳說的祕密。

在二十世紀交通不方便的年代，康達博士已經到過了喜瑪拉雅山麓的罕薩、中南美洲安地斯山的祕魯、高加索的哥沙克斯，以及蒙古境內的高山幽谷，取水研究其中的珍貴成分。早期的看法，強調「青春之泉」中含有豐富的微量礦物質，所以有益健康長壽；但身歷其境的康達博士知道，微量元素並非真正的祕密。可惜終其一生，仍無法為「青春之泉」揭開神祕面紗，可見研究水是如何困難的事。於是在八十五歲的高齡時，將未完成的研究交棒給當年才十七歲的天才科學家弗拉肯博士。又經歷了近三十年的努力，才終於揭開了謎團，找出「青春之泉」的神祕成分。

長生不老藥就在活水之中

水是生命的源頭。水孕育了生命，生命由水中得到必需的營養素，食物中的養分也必須溶在水中才能吸收；代謝後的廢物毒素，也要藉水的溶解力離開細胞與身體。人的一生都離不開水，水主宰了人類的健康品質，決定了健康、壽命或疾病。發現長生不老藥在生命活水之中，應該是合乎情理的事。

自古以來，世界各地都流傳有治病的靈泉，信者恆信，不信者恆不信，欠缺現代人所謂的「科學證據」。中國明朝末年的大醫家李時珍在《本草綱目》水部第五卷記載，水是萬物化生的源泉，水本身屬純陰，在應用上則為純陽。水的流動和靜止，寒涼和溫熱，乃不同的水氣、水性所形成。李時珍並將各類水中能做藥食用的水分為四十三種，主持治病防病的醫生們必須知曉。古人提出「藥補不如食補，食補不如水補」的重要觀念，甚至主張「水是百藥之王」的說法，足見對水的重視。

遠在十三世紀，俄國已有磁化水用於醫療的紀錄。二十世紀，已成功地以磁化水治療傷口和潰瘍。每一個水分子，均由兩個氫原子和一個氧原子所組成，一個極微小的水分子內就有正極和負極，就像一個小電磁似的。水分子之間可以相互吸引，形成各式各樣的結合方式，如同液晶似地攜帶不同的信息。

古今中外的研究都發現，水對所處的環境非常敏感，容易被影響而改變性質。物理作用的熱、光、電、磁、聲等，都可以影響水分子群的結構，而使水的性質變化。

當年康達士和弗拉肯博士就為水的這些特性而著迷，各花了數十年的時間研究水，才終於揭開了長壽村「青春之泉」的奧妙，如今在大都市中也可以複製飲用。

「青春之泉」中的最重要成分就是氫化矽膠（Silica Hyaride）和二氧化矽（Silica），都由弗拉肯博的團隊研發成功，以保健食品的方式推廣，成為畫時代的保健產品。

來自「青春之泉」的靈感，弗拉肯博士以其在物理、化學、醫學、生理學以及奈米科技的高深造詣，才得以重現「青春之泉」中的神奇成分。這些成分有特殊的滋養和排毒的功能，在水中能夠提供細胞所需要的電子，給細胞充電，以增強其生命力；中和細胞代謝所產生的自由基；細胞的粒腺體會利用得到的電子製造身體的能源ATP；其最後的產物就是無副作用的水。二氧化矽在水中猶如膠質的球體，具有能與重金屬螯合之後帶出身體的能力。

這些產品在日本經過眾多醫療團隊在臨床應用方面肯定了其保

健、養生、甚至作為輔助醫療的多元性功效，被美譽為畫時代具革命性的保健食品，都印證了「青春之泉」在健康長壽方面的神奇效果。百多萬人的使用經驗，肯定了此一保健品在健康促進方面的安全性和有效性。

水的品質具關鍵地位

氫化矽膠可以改善水質，使水的氧化還原電位顯著下降，趨向還原電位；同時降低水的表面張力，增加水的滲透力和附著力，使水的分子團變小等重要因素，的確令水的品質變好。但是，我們用來添加氫化矽膠以複製「青春之泉」的水，仍然必須符合基本的好水條件：不含任何污染物；無病毒菌、無異味、口感佳；有良好的能量和信息等。以上的條件不難達成，只要水源不差，再經過一般的淨水裝置，就可達成水的基本淨化目的。

目前各地的水質雖不理想，只要能把污染物、病菌、異味、雜質去除，並無必要過度淨化，因為純水、蒸餾水、科技水、醫療用水都不適合成為每天的日常飲用水。不必為了淨化水而插電，不僅浪費能源，而且製造廢水。

每次飲用自製的「春青之泉」，心中充滿感恩，多少人的辛勞，終於使「青春之泉」得以在大都市重現，這是何等的福分！但願這樣的好水能帶給每個人健康、長壽，並且得以懷著大自然的祝福，享受生活的每一天，充實、美妙，莫辜負此生。

水的祕密　製造「青春之泉」

製造「青春之泉」的方法很簡單，只要在水中添加氫化矽膠保健食品（內含二氧化矽和珊瑚鈣），即可降低水的氧化還原電位、表面張力、水分子團的大小，也會使水呈鹼性、增加鈣鎂離子以及十多種微量礦物質，使一般的飲用水輕易地達到長壽村所具備的優質條件。水的穩定性也可長達十六小時，方便在一天之內飲用。

負氫離子使食物更美好

美國和日本的食品製造商，利用負氫離子優越的還原力，添加在不同食品中，可以大幅減少食品防腐劑和保存劑的使用，自然地增加食品的保鮮能力，也同時增添了食品的保健養生功能，因而提高了食品的附加價值，成為天然養生食品。負氫離子擁有多項的優越保健功能，又完全沒有副作用，有希望成為革命性的食品改善素材。

在製作麵包的過程中，只要添加百分之〇・二的負氫離子，烘烤完成的麵包即可以在常溫下保持八天的鮮度。一般含油脂的食物特別容易氧化變味，具有超級抗過氧化能力的負氫離子食品對於添加後的食品，不僅使保鮮時效增長，保持食物的鮮美，保護食品中容易氧化變質的營養素，並增加食品的健康價值。

有創意又有健康概念的食品商人，已經把負氫離子產品添加在香腸、火腿、魚板、巧克力、零食類和各種麵食之中，抑制氧化所造成的風味變化或酸敗。

根據實驗，食品添加負氫離子粉末的量如下：

- ●麵條一包（兩人份）添加二百毫克（mg）
- ●麵包一公斤添加一百五十毫克
- ●餅乾（一百八十公克）添加二十毫克
- ●香腸（二十公克）添加十一毫克

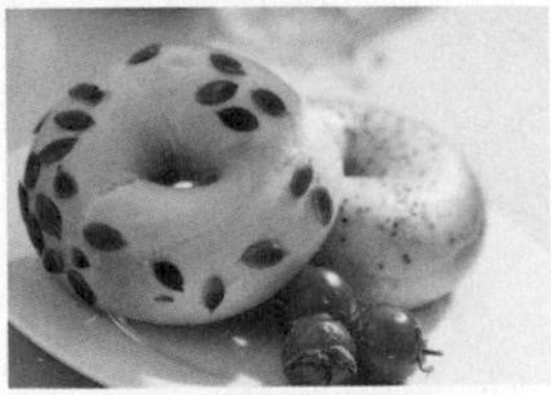

以上數據僅供參考。實際上，可根據需要研擬最佳配方，創造新的有廣效性的保健食品，如將負氫離子粉末添加在豆漿或燕麥奶中，賦與產品新的保健功效。

負氫離子產品具有優越的還原能力，應用範圍甚廣，可以添加在油炸食物所使用的高溫油料中，二十公升的油只需一公克，就能預防油脂的熱劣化，保持油品的新鮮度，減少自由基的產生。添加在速食店、餐廳的油炸食物中，也有保鮮的作用，可降低油脂的氧化速度，維護食品的原味和營養成分，改善高溫油炸油的油品品質，十分難能可貴。

負氫離子產品添加在飲料或食物中後，經過氧化還原電位計的測量，發現添加後的飲料或食物的氧化還原電位，會明顯向還原電位移動，成為具備抗自由基功能的飲食，健康價值顯著增加，飲食的最佳賞味期和有效期限也得以延長。添加後的豆漿、香腸等食品的還原電位可至－100mV。

未來也會在狗、貓等寵物保健品和飼料中添加負氫離子產品，甚至在經濟動物，如雞、鴨、鵝、豬等飼料中添

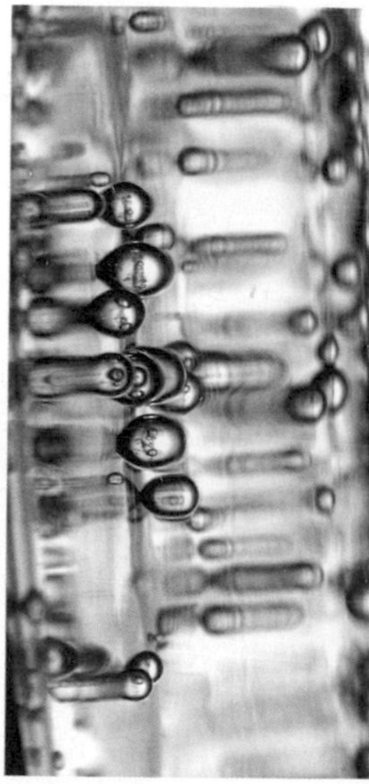

在製作麵包的過程中，只要添加百分之〇・二的負氫離子，烘烤完成的麵包即可以在常溫下保持八天的鮮度。

加，可以減少抗生素等動物藥的使用量，飼養的動物健康，也有益於人類的健康。

老齡社會寵物當道，養寵物、蹓狗的老人較健康長壽。單親、單身和遲婚的族群愛養小動物，把寵物視同親人，而寵物的健康影響主人的情緒。富裕先進的社會，寵物保健市場非常可觀，負氫離子是優秀動物保健品。由前文報導的大連醫科大學動物實險，已證實其保健及治療功能。

雖然抗過氧化的產品很多，若依對水的氧化還原電位的影響而言，負氫離子產品是最強的，可使水的電位下降至－400～－800mV，其他強力抗過氧化產品的強度依序為：葡萄子萃取物（約－100mV）、綠茶（約－70mV），輔酶Q_{10}（約－40mV）、鋅（約－20mV）、維生素A（約＋10mV）、硒（＋10mV）等。抗氧化能力並非完全代表其生理的重要性，因此並不建議以負氫離子產品取代所有的其他抗氧化劑，各種在果蔬中抗氧化營養仍有攝取的價值，而且應該均衡攝取。

若依防癌協會所訂的小孩、婦女、男人的果蔬攝取量（分別為五、七、九份），大多數的人都攝取不夠。新聞報導各地區的民眾的主要抗氧化飲食來源不同，亞洲人以綠茶為主；歐洲人則依賴紅酒；美洲人以咖啡最多、紅茶次之。其他食物如蔓越莓、棗子、紅葡萄，都含豐富的抗氧化劑。

的確，負氫離子食品是難得一見的抗氧化食品，值得珍惜。

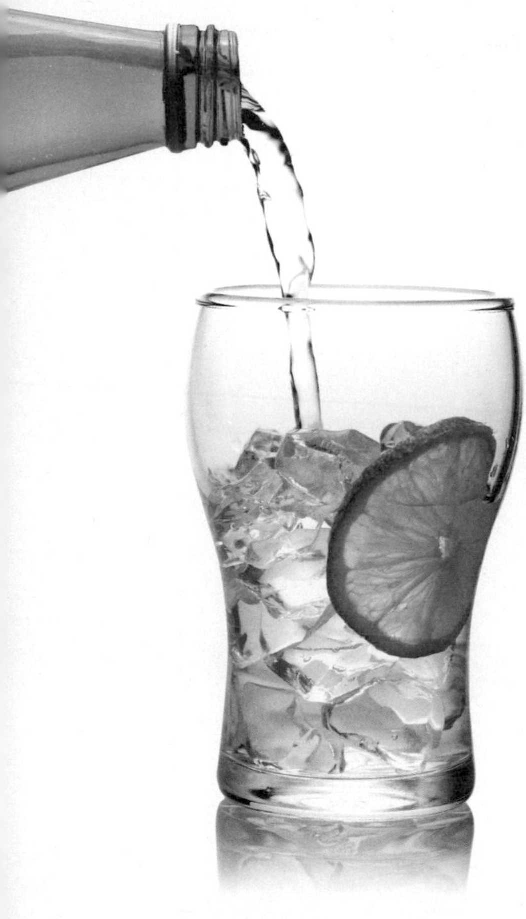

來自生命的見證

人的一生，難免病痛的折磨，大病靠醫生，小病靠自已，養生保健更是每個人的責任，健康是我們應重視的權利。好逸惡勞、好吃懶做都是人性的陰暗面。根據統計，只有兩成的人是真正重視健康，願意為了維護自已的健康出錢出力，用心經營。再多的醫院和醫生都無法帶給世人真正的健康，只能幫病人處理病痛的症狀。固本培元、消除病因和促進健康，就要靠大家各自努力了。

人生面臨各種抉擇，選擇好的生活觀念、態度、習慣、生活方式、飲食內容、人際關係、運動的種類、營養的補充、保健食品的組合等，我們的健康狀態，正是我們長期以來經營選擇的結果，如果我們對健康不滿意，就必須檢討應該改善的因素。

健康促進的第一步，就是要滿足細胞和身體的基本需要，因此飲水的質和量都應該受到重視，脫水所造成的不適與病痛必須以多喝優質好水來解除。氫化矽膠和二氧化矽類的保健食品正是用來改善水質，滿足身體最基本的需要。就如同長壽村的村民長期飲用「青春之泉」一樣，都活得健康長壽，少病痛。

美國和日本已有百萬人使用過補充氫原子的氫化矽膠類的保健食品，累積了許多有趣生動的見證，在此為讀者摘錄分享。

最多的見證與疼痛的消除有關，如偏頭痛、肌肉疼痛、痙攣性斜頸、三叉神經病痛（Trigeminal Neurologla，被稱為醫學上最痛的病），經過飲用添加氫化矽膠的好水幾天或一兩年之後，均得到了顯著改善。

體力的恢復、膚色改善、贅肉的減少以及精神變好也是常見的見證。細胞得到更多氫離子之後，粒腺體因而產生多量的能量物質ATP，有益於疲勞的消除、體力的恢復，贅肉則因轉換成能量而減少。當身體的自由基降低之後，膚色可能改善，老人斑也有可能變少。

願意分享見證的人士來自各行各業，有退休的資深醫師、前縣長、法官、律師、銀行家、公務員、藥廠經理人、裝潢師父、土木包工業者、印刷廠老闆以及家庭主婦，年齡層由三十五歲至八十八歲，都願以真實姓名表達自己的感恩分享，令人十分感動。

所改善的健康問題也很多樣化，包括數例高血糖的見證，血糖得以下降並趨穩定；甚至困擾十多年的尿蛋白問題也消失了；肝指數下降；頭暈現象消失；肩項痠痛不再困擾；鼻子過敏改善了；手部顫抖次數減少；關節痠痛好轉了；中風後的復健加速了；不再經常疲倦；不再容易感到飢餓及疲勞無力；睡眠品質好多了，可以一覺到天亮；夜尿的次數減少；早晨起床精神好多了；原來開車兩小時就感疲累，如今竟然能夠連續開九小時車；不再經常有病痛了；每天感覺神清氣爽、輕鬆多了等等。聽起來彷彿十分神奇，不可思議，其實這些好轉現象正是整體健康改善的結果。

健康促進後的改變，各種不健康的困擾消失了，並沒有感到任何副作用，也幫助身體重新拾回了健康。只有曾經失去健康的人才會領悟健康的可貴，人生由黑白色再變成彩色，可以繼續工作，不再是家人的牽掛和負擔。

即使健康的運動員接受負氫離子食品之後，也會感到自己的耐力增加了，尿中的自由基減少了，身體處在更健康的狀態，實在是可喜現象。

現代人常使身體長期缺水而不自知。一旦補充足夠的好水之後，原先脫水所造成的疲倦、疼痛以及血液濃稠度過高所帶來的不舒服，都將因為水合作用，細胞和身體重新獲得足夠的水分，而恢復生機，重享健康的喜悅。

每個人都有權利做為自己健康的主人，拒絕淪為病痛的奴隸。天天天藍，生命可以享受每一天，活得充實、快樂、幸福、心想事成！

壽比南山！你準備好了嗎？

保健養生知識日漸普及，生物科技和醫藥的發展，以及眾多優秀保健食品，如負氫離子的問世，長壽已經不再是件困難的事。快樂又健康的長壽才值得營造、追求，長期臥病在床式的長壽，可能是一場折磨和痛苦。

最近有幾則有趣的長壽新聞，在此和各位分享。在台灣有一位一百零二歲的老先生迎娶已經陪伴他六十年的九十二歲新娘，在五代同堂的子孫祝福聲中，完成了遲來的婚禮，高齡新娘終於等到了名分，面對媒體鏡頭，她嬌羞地說：「歹勢！歹勢！」

在英國有一對高齡夫妻，一百歲的妻子陪著一百齡五歲的老公，兩人還能生活自理，外出購物，他們已經結婚七十五年。另一對老夫妻，兩人年齡加起來已超過二百歲，慶祝結婚八十週年，可能是新的金氏紀錄。這幾位老而健的壽星都上了新聞，令人會心一笑，但這些例子應該並不常見。

包括台灣地區在內的許多國家都已進入老齡社會，而且老年人所占的比例越來越高。相對之下，有工作能力的青年人和中年人越來越少，未來將衍生許多經濟與社會問題，必須提早因應準備。

出席壽宴時，已不能再說「長命百歲」一類的祝賀話，因為壽星可能已一百歲，聽了會以為你在詛咒他。

「福如東海，壽比南山」是在壽宴上常聽到的祝福，我們也希望天下老人都能幸福又長壽，但天下「不如意事常八九」，迎接老年生活必須要有所準備。

「生老病死」是每個人必須面對的過程，但是我們希望病痛少一點，老得慢一點，如果大限已至，便希望能夠走得安祥，不拖累任何人。

為了有一個幸福的晚年，就必須提早規畫準備。養生保健越早開始越好，年幼時就要打好根基，青年和中年期都應該遵循「慎起居，節飲食」的古訓，生活規律、飲食節制，保持健康的身體。同時還要提早儲蓄退休金，避免「老而貧病」的人生大不幸。

許多老齡社會都延遲了退休年齡，六十五歲對許多健康的老人而言，正是人生的精華時期，享有豐富的工作經驗，只要維持「樂在工作」，可以多工作幾年。如本書報導的大科學家康達博士，從事科學研究幾乎到九十高齡，因為維持工作，生活有重心，反而不知「老之將至」。

新聞報導，芬蘭的老人只在往生之前兩週才會躺在床上，他們一直維持運動和活動，直到最後一天。老人大多氣虛、陽虛，適度的活動是健康之道，因為「動則生陽」。

面對老年，心理的調適非常重要。「人生自古誰無死？」當以平常心看待死亡，人生如一次長途旅行，到終點站就必須下車，一切都是自然現象，不必恐懼害怕。有宗教信仰的人，知道自己未來的歸宿，較能坦然面對。祈禱會有盼望，一切交給上天，可減少俗世的痛苦。

我們的遺傳基因都傳給了孩子，孩子的成長就是我們生命的延續，可在孩子身上看到父母的影子，足堪告慰。一代傳一代，了無遺憾。

人一輩子都應注重營養、保養、修養，越老修養越重要，常保心平氣和，凡事感恩，開心就是修練。善待配偶、親人、朋友，懂得包容體諒，「心寬念純，少欲知足」，人生美好的仗已經打過，無怨無悔。

存善念，吐善言；行善事，結善緣。多份慈悲心，疼惜天下蒼生，多幫助社會解決問題，少製造麻煩。多關懷別人，自己的痛苦便能相對減少；莫自憐自艾，應自求多福。

唐朝王燾名言：「夫人生壽夭，雖有定分，中間枉橫，豈能全免，若能調攝合理，或可致長生。」有幸繼承了數千年的養生智慧，「餐餐七分飽，睡眠不能少。」迎接生物科技時代的來臨，健康長壽已經不是夢想，願以歡喜心，享受人生最美的夕陽。

國家圖書館出版品預行編目資料

飲水大革命 / 楊乃彥作. -- 三版. -- 新北市：養沛
文化館出版：雅書堂文化發行, 2019.02
面； 公分. -- (SMART LIVING養身健康觀；49)
ISBN 978-986-5665-68-5(平裝)
1.水 2.健康法

411.41 108000510

【SMART LIVING 養身健康觀】49

飲水大革命（經典版）

作 者／楊乃彥
發 行 人／詹慶和
總 總 輯／蔡麗玲
執行編輯／李宛真
編 輯／蔡毓玲・劉蕙寧・黃璟安・陳姿伶・陳昕儀
執行美編／周盈汝
美術編輯／陳麗娜・韓欣恬
出 版 者／養沛文化館
發 行 者／雅書堂文化事業有限公司
郵政劃撥帳號／18225950
郵政劃撥戶名／雅書堂文化事業有限公司
地 址／新北市板橋區板新路206號3樓
電 話／(02)8952-4078
傳 真／(02)8952-4084
網 址／www.elegantbooks.com.tw
電子郵件／elegant.books@msa.hinet.net

2019年2月三版 定價 250元

經銷／易可數位行銷股份有限公司
地址／新北市新店區寶橋路235巷6弄3號5樓
電話／(02)8911-0825
傳真／(02)8911-0801

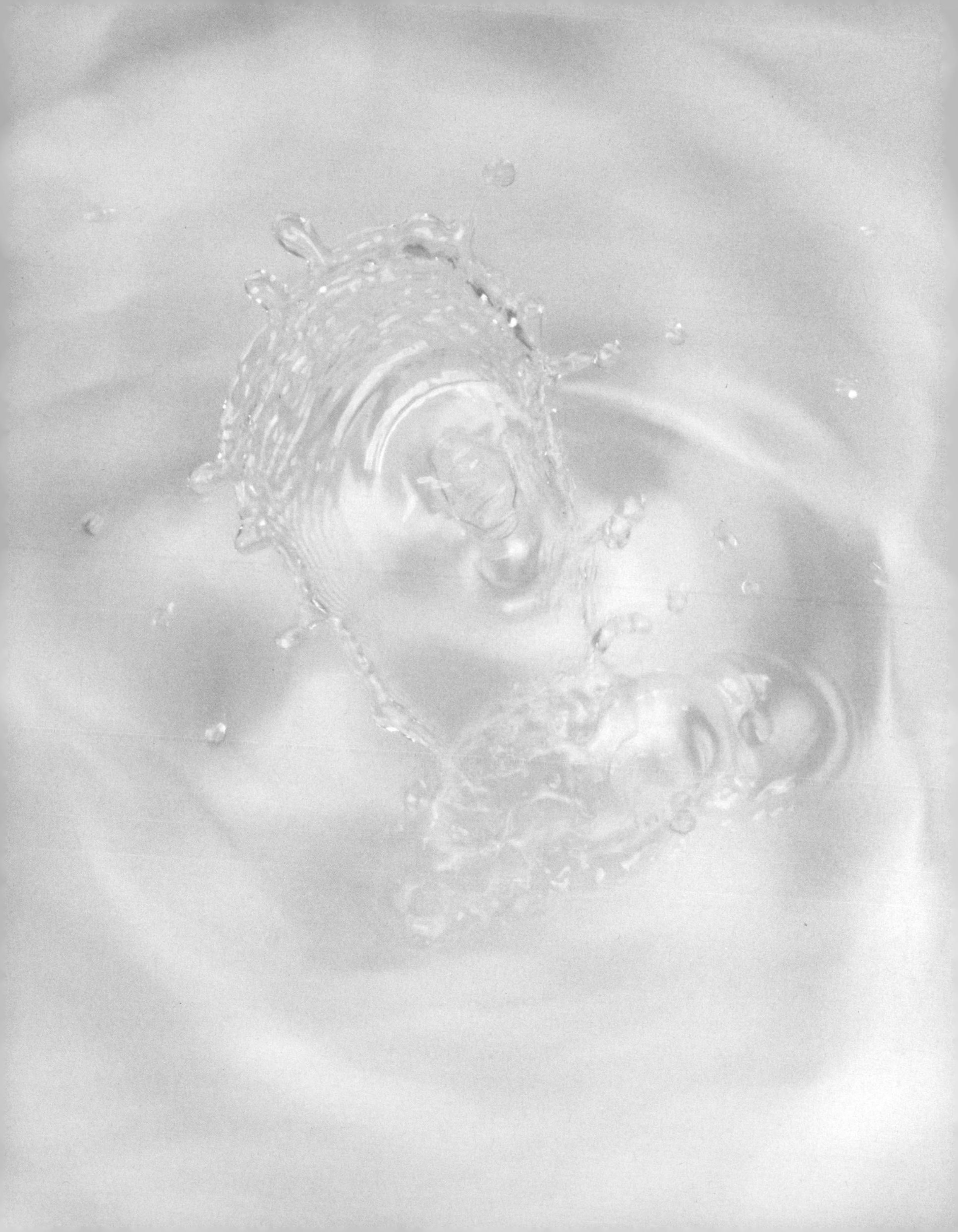

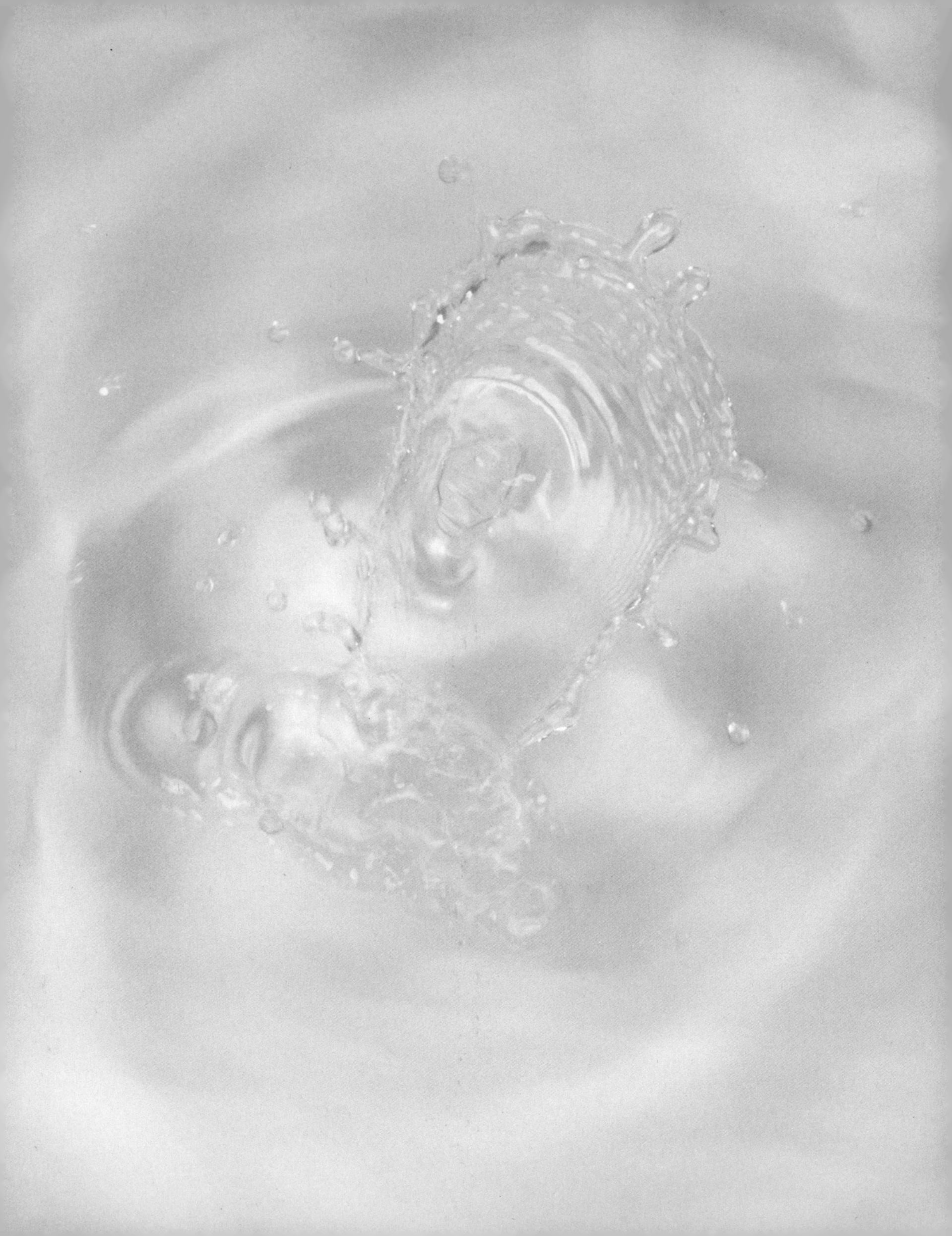